SOS! 배불뚝이

SOS! 배불뚝이

요코쿠라 츠네오 지음 | 나희 옮김

살림Life

뇌가 건강해야 살이 빠진다

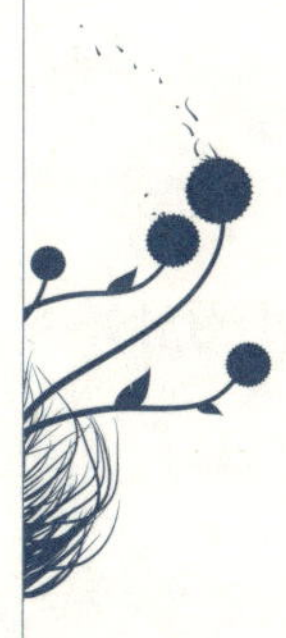

　산부인과 전문의로 일할 때 나는 대사증후군의 예비군으로서 매우 심각한 질병으로 발전하기 일보 직전이었다. 그러나 운 좋게도 한 실험을 통해 그 사실을 빨리 발견할 수 있었다. 호르몬 연구가 전문인 나는 어느 날 호르몬을 측정할 일이 있어서 채혈을 했다. 그런데 정상이라면 투명하고 약간 황색을 띠는 혈청이 뿌옇게 흐려져 보이는 것이 아닌가! 서둘러 혈청 검사를 해보았더니 중성 지방치가 1,250mg/dl라는 끔찍한 결과가 나왔다.

　중성 지방의 정상 수치는 150mg/dl이다. 그런데 무려 8배나 더 높게 나타난 것이다. 다시 말해 중증의 고지혈증을 앓고 있었던 것이다. 고지혈증은 자각증상이 없어 발견하기가 쉽지 않은 질병이다. 하지만 방치하면 동맥경화 등의 치명적인 질병으로 발전한다. 가끔 '만약 그때 발견하지 못했다면…….' 하고 생각을 하면 섬뜩한 기분이 든다.

당시에 나는 전혀 예측할 수 없는 산모들의 출산에 대비해 밤낮을 가리지 않고 근무를 했고 스트레스 때문에 식사량도 크게 늘었다. 문득 정신을 차려보니 어느새 배는 불룩 나와 있고 체중도 무려 15킬로그램이나 늘어 80킬로그램이 되어 있었다. 하루빨리 상황을 개선해야겠다는 생각으로 당뇨병 전문 내과의를 찾아가 상담을 했는데 그는 "운동부족입니다. 운동을 시작하는 게 어떨까요?" 하고 조언을 해주었다. 그래서 나는 이후 시간이 날 때마다 헬스클럽을 찾았다.

헬스클럽에 가면 우선 30분 동안 자전거를 타면서 유산소 운동을 한 후 근력 트레이닝을 1시간 했고 수영장에서 약 1킬로미터 가량 수영도 했다. 그 결과 반년 동안 6킬로그램을 감량하는 데 성공했으며 중성 지방 수치도 800mg/dl까지 내려갔다. 일본 최초로 건강 클리닉을 개설해 산부인과의로 근무하면서 비만이나 당뇨병 환자들을 진찰하게 되었던 것도 바로 그 즈음이다.

그 후 헬스클럽에 다니면서 운동을 꾸준히 지속했고 체중도 총 12킬로그램을 감량하게 됐다. 하지만 12킬로그램을 빼는 데 무려 10년이라는 시간이 걸렸다. 그리고 가장 중요한 중성 지방은 200mg/dl에서 멈춰 더 이상 변화가 없었다. 이것이 한계라고 생각할 즈음 큐슈대학의 후지노 타케히코가 개발한 '북스(BOOCS)'라는 다이어트법을 알게 되었다. 북스는 비만의 원인을 '뇌피로'라고 정의하고 그것을 해소하는 것만으로도 살을 뺄 수 있다고 하는 다이어트법이다.

처음에는 나 역시 정말 그것만으로 살을 뺄 수 있을까 하며 반신반의했다. 그러나 반년 정도 지속하자 체중이 6킬로그램이나 감소했다. 그리고 중성지방 수치는 200mg/dl였던 것이 정상 수치 범위에 속하는 80mg/dl까지 낮아져 점차 건강한 신체로 변하고 있었다. 그로부터 10년 이상 지난 현재도 운동을 덜하고 있지만 체중과 중성지방 수치에는 전혀 변화가 없다.

이런 놀라운 체험을 직접 하고 나서 비만이나 고지혈증은 뇌가 문제라는 사실과 대사증후군을 극복하기 위해서는 무엇보다 '뇌피로'를 제거하는 것이 중요하다는 것을 깨닫게 됐다. 이후 내가 설립한 건강 클리닉에서는 기존의 칼로리 제한에 의한 다이어트법을 그만두고 뇌피로를 해소하는 방법을 권하고 있다. 그 결과 환자들의 다이어트 성공률은 97.7퍼센트까지 상승했다. 더 놀랄만한 사실은 살을 뺀 후에도 요요현상이 거의 없다는 것이다.

매일 수많은 환자들과 만나면서 뇌피로의 직접적인 원인인 스트레스는 한 가지를 해소하면 또 다른 스트레스가 발생하기 때문에 완전히 해소하기가 어렵다는 사실을 깨달았다. 그래서 북스 다이어트의 이론을 바탕으로 근본적인 문제를 해결할 수 있는 방법을 찾기 위해 수많은 연구를 거듭했고 그 결과 방법을 알아내는 데 성공했다.

이 책에서는 뇌피로의 메커니즘, 뇌피로의 효과적인 해소법, 뇌피로로 인한 대사증후군 해소법 등을 상세하게 소개할 것이다. 절대 어려운 일이 아니다. 뇌의 특징을 알면 누구나 쉽게 뇌피로를 해결할 수 있다.

뇌는 자율신경, 호르몬, 식욕, 정신활동 등의 움직임을 제어하는 사령탑이다. 뇌피로를 해결하면 이들 움직임이 정상으로 회복되어 다양한 질병이 개선되고 몸이 스스로 질병으로부터 예방도 할 수 있게 된다.

많은 사람들이 '질병은 의사가 진찰하고 약으로 고치는 것'이라고 생각한다. 그래서 건강에 좋은 음식을 먹어야 하고 좋아하는 일이라도 건강에 나쁜 것이면 참아야 건강해질 수 있다고 생각한다. 하지만 무엇보다 뇌의 움직임을 정상으로 돌려놓아야 건강하게 생활할 수 있다. 그리고 간과해서는 안 될 것이 뇌가 정상적으로 움직이게 되었을 때 비로소 인간 본래의 활기차게 살아가려고 하는 정신을 일깨울 수 있다는 것이다. 실제로 뇌피로에서 해방된 환자를 보면 이제까지의 표정이 마치 거짓말이었던 것처럼 생생하게 살아 있다. 눈도 초롱초롱 빛이 난다.

이 책을 통해 독자들이 건강하게 살 수 있는 힘을 회복하고 인생
에 큰 변화를 맞이하는 데 도움이 된다면 그보다 더 기쁜 일은 없을
것이다.

요코쿠라 츠네오

뇌피로가 퇴화의 원인이다

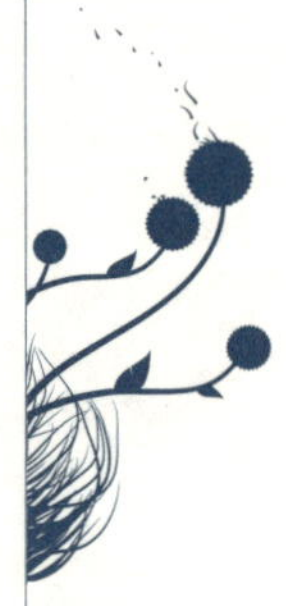

인류는 퇴화의 시대로 가고 있다

최초의 생명이 탄생한 이래 인류는 35억 년의 세월 동안 진화를 거듭해왔다. 지금 우리는 두 발로 서서 다닐 수 있으며 10개의 손가락으로 섬세함이 요구되는 수많은 일들을 처리한다. 손을 사용해 컴퓨터 키보드를 두드릴 수 있으며 식사를 할 때는 젓가락질을 하고 한자나 전화번호를 외우며 글씨를 쓸 수도 있다. 또 무의식중에 몸에 좋은 식재료를 고르고 섭취한다.

이 모든 것은 인류가 생활 속에서 길러온 능력이다. 하지만 지금 현대인들은 헬스클럽에 가지 않으면 살이 찌고 영양을 생각하지 않으면 건강을 잃게 되는 사회에서 살고 있다. 건강식품을 먹지 않으면 건강을 잃기 쉽고, 아로마테라피를 받지 않으면 질병을 치유하기가 어렵다. 덕분에 우리 주변에는 건강해지기 위한 다양한 방법이 존재한다. 그러나 이는 역사상 처음으로 인류가 퇴화의 시대로 접어들었다는 것을 의미하는 것이기도 하다.

지난 35억 년 동안은 일부러 운동을 하지 않아도 일상생활에서 저절로 체력을 기를 수 있었다. 그리고 일부러 노력하지 않아도 생활 속에서 몸에 좋은 것을 만들어 먹을 수 있었다. 그러나 지금 인류는 '진화'에서 '퇴화'의 시대로 옮겨가고 있다.

퇴화의 원인은 '뇌피로'에 있다

인류가 퇴화의 시대를 맞이하게 된 원인은 무엇일까?

그 열쇠는 '뇌피로'가 쥐고 있다. 뇌피로란 글자 그대로 뇌가 피로해진 상태를 말한다. "업무량이 너무 많아 도저히 수행할 수가 없다.", "직장에 싫어하는 동료가 있다.", "가계가 적자다.", "부부 사이에 대화가 없다.", "아이들이 말을 잘 듣지 않는다."와 같이 심리적인 스트레스가 계속해서 쌓이면 뇌에 과도한 부담을 주고 뇌피로를 초래한다.

심리적인 스트레스와 함께 주의해야 할 점이 한 가지 더 있다. 바로 텔레비전이나 인터넷에서 얻게 되는 수많은 정보다. 사람들은 일이나 공부할 때 이외에도 항상 컴퓨터를 끼고 산다. 버스나 지하철에서도 신문을 읽거나 휴대전화로 뉴스와 이메일을 확인한다. 그리고 집에 가면 보지 않더라도 텔레비전을 켜둔다. 이렇게 정보가 계속 머릿속에 주입이 되면 무의식중에 뇌를 혹사시키고 뇌피로를 초래하게 되는 것이다.

게임이나 두뇌훈련을 했을 때 역시 심리적으로 스트레스를 받을 때처럼 뇌피로를 일으킨다. 만약 이를 자주 하는 사람이라면 반드시 주의해야 한다. 뇌피로 때문에 일어나는 신체의 퇴화는 결코 다른 사람만의 일이 아니다.

평소에 다음과 같은 증상을 느낀 적이 있는지 생각해보자.

- 쉽게 피곤하다.
- 흥분을 잘한다.
- 초조하다.
- 월요일이 되면 우울하다.
- 집안일이 귀찮다. 정리정돈을 못한다.
- 휴일에는 가능하면 집에서 잠이나 자고 싶다.
- 책 읽기가 힘들다. 의미를 곧바로 이해하지 못한다.
- 잠을 잘 이루지 못한다.
- 아침 일찍 눈이 떠진다. 밤중에 몇 번씩 잠을 설친다.

- 직장에서 인간관계를 신경 쓰는 것이 귀찮다.

- 변비가 자주 생긴다.

- 무엇을 먹어도 입맛이 없다. 음식의 간이 진해졌다.

- 체중이 증가했다.

이 모든 것이 뇌피로의 증상들이다. 그리고 이 뇌피로가 바로 대사 증후군을 일으키는 원인이 된다.

목   차

제1장

뇌피로가 대사증후군을 일으킨다

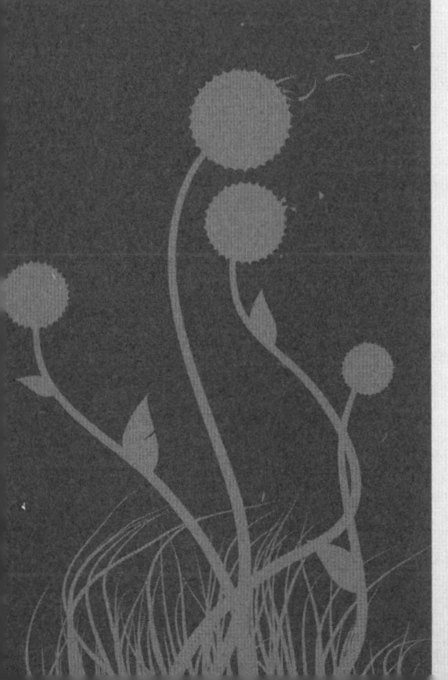

대사증후군이란 무엇인가

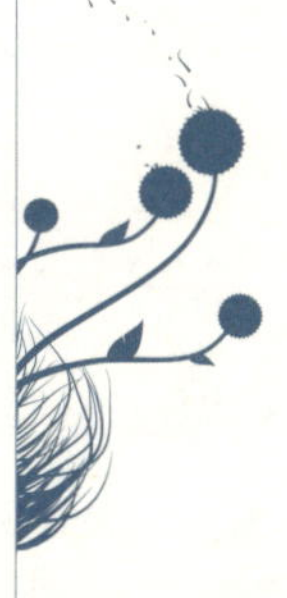

　"성공한 사람들 중에 대사증후군이 많다."는 말이 있을 정도로 최근 대사증후군이 화제가 되고 있다. 그러나 미디어에서도 크게 주목을 하고 있지만 실제 대사증후군이 무엇인지 제대로 알고 있는 사람은 드물다.

　대사증후군이란 뱃속 비만, 즉 내장 지방이 많으면서 고혈압, 고지혈증, 당뇨병 중 2가지 이상의 질병이 함께 나타나는 상태를 말한다. 대사증후군에 걸리면 정상적인 사람에 비해 심장병이나 뇌경색 등의 심각한 질병에 걸릴 위험이 약 30배 이상 높다. 마치 언제 폭발할지 모르는 폭탄을 뱃속에 품고 사는 것과 같다.

복부 둘레가 남자는 85센티미터 이상, 여자는 90센티미터 이상이면 대사증후군 예비군이므로 항상 주의해야 한다. 2004년 일본 후생성 조사에 따르면, 일본의 경우 예비군인 사람들까지 포함했을 때 약 1,960만 명, 40세부터 74세 남성 2명 중 1명, 여성 5명 중 1명이 대사증후군이라고 한다.

그렇다면 대사증후군을 일으키는 원인은 무엇일까? 흔히 불규칙한 생활과 칼로리 과잉 섭취, 운동부족 등을 꼽는다. 특히 활동이 많은 직장인들은 업무 책임이 과중하고 상사와의 마찰도 심하며 가족 간에 대화도 없어 직장과 가정에서 엄청난 스트레스를 받고 있다. 그래서 스트레스를 해소하기 위해 이것저것 많이 먹는다. 그러나 쉽게 만족하지 못하고 느끼하고 단 음식을 입에 달고 살게 된다. 음주량 역시 느는데 다시 말하면 먹고 마시는 것으로 심신의 균형을 유지하게 되는 것이다.

이때 대부분의 의사들은 "식사량을 줄이세요!", "기름진 음식이나 단 음식을 자제하세요!", "규칙적인 생활을 하세요!" 하고 처방을 내린다. 하지만 이런 처방은 환자에게 오히려 스트레스가 된다. 그렇게 쉽게 실천할 수 있는 일이라면 대사증후군으로 걱정하는 사람도 없을 것이다. 대부분의 사람들이 '과식하면 살이 찐다.'는 것을 잘 알면서도 조절을 하지 못해 힘들어한다. 또 살을 뺐다고 해도 식욕을 억누른 것이기 때문에 인내심이 한계에 도달하면 그 반동으로 요요현상이 생기는 경우가 많다.

평생 식사를 제한하면서 살 수는 없는 노릇이다. 운동도 마찬가지다. 이런 함정을 깨닫지 못한다면 대사증후군을 절대 치료할 수가 없으며 오히려 악화되기만 할 것이다.

운동으로 살 빼려면
10년이 걸린다

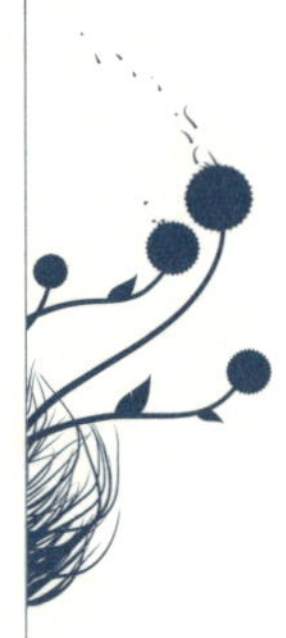

"하루 1만 보 이상 걸으세요."

"엘리베이터나 에스컬레이터 대신 계단으로 오르세요."

"한 정거장 전에 내려서 걸어가세요."

위의 3가지는 의사들이 일반적으로 말하는 대사증후군 해소법이다. 사실 나 역시 예전에는 환자들에게 이런 처방을 내렸다. 하지만 직접 체험을 하고 나서는 더 이상 이런 조언을 하지 않는다. 운동 자체의 에너지 소비 효과가 생각했던 것보다 훨씬 낮기 때문이다. 예를 들어 20분 동안 천천히 걸어도 안정시보다 소비에너지가 겨우 20킬로칼로리 정도 증가할 뿐이다. 이는 밥 한 공기(약 250킬로칼로리)의 8분의 1 정도밖에 소비하지 못한다는 뜻이다.

내가 했던 운동요법은 강도가 매우 센 것이었지만 원래 운동을 좋아했기 때문에 잘 해낼 수 있었다. 그러나 목표 체중에 도달하는 데까지는 무려 10년이 걸렸다. 결국 운동요법의 효율성이 매우 낮다는 것을 의미한다. 그래서 환자들에게 "만약 당신이 40세라면 지금부터 운동을 시작한다 해도 50세가 돼야 살도 빠지고 건강해질 수 있어요." 하고 말한다.

운동요법을 추천하지 않는 이유는 이것뿐만이 아니다. 운동요법은 가끔 역효과를 일으키기도 한다. 강도가 센 운동을 하면 다칠 수 있고 피로가 누적되어 피로골절 등 스포츠 장애를 입을 수도 있다. 나도 헬스클럽에 다니면서 운동을 하다가 어깨에 이상이 생긴 후 완전히 낫지 않아 지금까지 고생하고 있다. 특히 성실한 사람들은 너무 운동을 열심히 해서 오히려 건강을 해치기 쉽다.

뚱뚱한 사람들은 대부분 몸을 움직이는 것을 싫어하고 귀찮아하기 때문에 "운동해라!"라는 말을 자주 듣는데 그 자체가 스트레스가 될 수 있다. 운동을 좋아하는 사람 역시 '다이어트를 위해 꼭 해야 해!' 하고 생각하는 순간 운동이 의무가 되어 자신도 모르는 사이에 스트레스가 된다.

또 야근이 많고 휴일에도 일을 해야 하는 사람에게 1만 보 이상 걸으라고 하면 체력적으로나 시간적으로 도저히 불가능한 이야기일 것이다. 1만 보를 걸으려면 젊은 사람들은 약 1시간, 노인들은 2시간 이상 걸린다. 노인들이 1년 동안 지속적으로 걷는다고 하면 730시간을 걸어야 한다는 계산이 나온다. 인생의 귀중한 시간을 이렇게 걷기에 소비하는 것이 너무 아깝다는 생각이 들지 않는가? 무엇보다 비바람이 몰아치고 춥거나 더운 날에 걷는다는 것은 너무 가혹한 일이다. 과연 80세까지 매일 1만 보 이상 걷는 것이 가능한 일일까? 대부분의 사람들이 도중에 좌절하고 포기할 것이다.

게다가 스스로 포기했다는 것에 좌절감을 느끼는 것도 문제가 된다. "의지가 약해서 살을 못 빼는 거야.", "노력이 부족해서야." 하고 자책을 하기 때문이다. 결국 이런 스트레스가 과식의 원인이 되고 살을 빼려고 하는 본인의 의지와는 상관없이 살이 찌게 만든다.

대사증후군의 최대 원인인 내장지방형 비만은 에너지 섭취량과 소비량의 불균형 때문에 일어나는 것이 아니다. 따라서 지금까지 상식으로 여겼던 섭취 칼로리와 소비 칼로리의 단순한 메커니즘에서 벗어나야 한다.

비만의 원인은
'뇌피로'에 있다

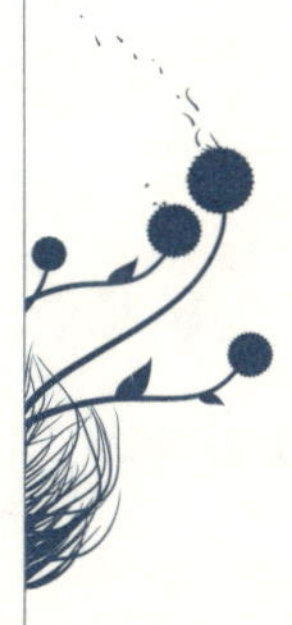

대사증후군을 치료하기 전에 왜 살이 찌는지 생각해보자. 단순히 너무 많이 먹고 운동을 하지 않기 때문일까? 그러나 보통 사람들보다 많이 먹어도 살이 잘 찌지 않는 사람이 있다. 정말 운동을 하지 않는 사람은 모두 뚱뚱할까? 의사나 영양사들은 보통 이런 사람들이 자신들이 생각하는 이론과 맞지 않는다고 해서 그 원인이 유전이나 체질 때문이라고 단정 짓는 경우가 많다.

그렇다면 왜 사람은 살이 찌거나 대사증후군에 걸리는 것일까? 우리가 과식을 하고 운동을 하지 않게 되는 것은 과도한 스트레스에서 오는 뇌피로 때문이다. 뚱뚱한 사람이 자신의 의지와 상관없이 단 음식이나 기름진 음식을 찾게 되는 것도 뇌피로에 의해 뇌에 살이 찌는 프로그램이 입력되어 있기 때문이다. 움직이기 싫어해서 운동부족이 되는 것 역시 뇌피로가 원인이라고 할 수 있다.

여기서 '뇌피로'란 북스(BOOCS) 다이어트를 개발한 후지노 타케히코 교수가 설정한 가설이다. 기존의 다이어트가 성공하지 못하는 이유도 뇌피로 때문이며 "먹지 마라.", "운동해라." 하는 말을 들으면서 참고 강제로 다이어트를 하는 것은 오히려 스트레스가 되어 뇌피로를 가중시킨다.

물론 처음에는 다이어트 효과가 나타날 것이다. 그러나 결국 인내심이 극에 달해 요요현상이 반복해 나타나고 만다. 따라서 다이어트에 성공하려면 먼저 비만의 근본적인 원인인 뇌피로를 해소해야 한다.

내가 10년 동안 운동을 하고도 기대했던 것만큼 살을 빼지 못했던 이유 역시 뇌피로를 간과했기 때문이다. 당시 나는 정신적으로나 육체적으로 힘든 일상을 보내면서 뇌피로를 계속 축적하고 있었다. 그러나 뇌피로를 해소하면서 반년 사이에 6킬로그램 감량에 성공했고, 이를 계기로 살이 찌는 원인이 뇌피로에 있다는 것을 확신하게 되었다.

뇌 피로는
어떻게 일어나는 것일까?

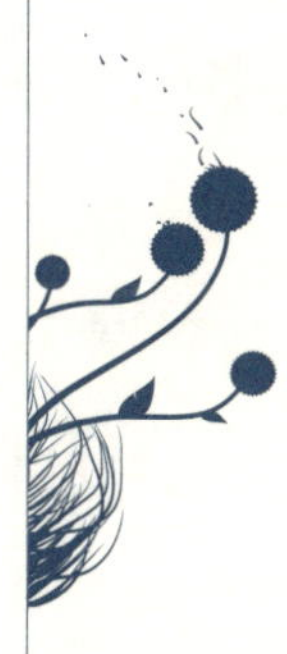

뇌피로는 어떻게 일어나는 것일까? 지금부터 뇌피로가 일어나는 구조에 대해 자세히 설명하려고 한다.

사람의 뇌는 대뇌신피질과 대뇌구피질이 대등한 작용을 하며 균형을 이룬다. 대뇌신피질은 사고, 창조, 희로애락을 조절해 사람을 사람답게 만드는 뇌이다. 고도의 지적활동을 관장하며 포유류에서 처음 출현해 발달해왔다. 보고 들은 정보를 논리적으로 파악해 판단하고 처리하기 때문에 쉽게 '이성의 뇌'라고 생각하면 된다.

이에 반해 대뇌구피질은 식욕, 수면, 성욕 등의 생존이나 자손번식을 위해 필요한 기능을 조절하는 뇌이다. 대뇌신피질과는 반대로 인류가 탄생했을 때부터 지니고 있는 원시적인 뇌라고 할 수 있다.

보통 무슨 일이 일어나면 "어떻게 해야 하나?", "무얼 하고 싶은 건가?" 하고 이성의 뇌와 본능의 뇌가 사이좋게 의논해 해답을 찾는다. 예를 들어 상사가 "이번 주말에 출근하세요." 하고 말했다고 하자. 그러면 이성의 뇌는 이 메시지를 '이번 주는 놀지 말고 일을 해야 한다.'고 처리한다. 반면 본능의 뇌는 '주말인데 일하지 말고 그냥 놀자.' 하고 처리한다. 이렇게 2개의 뇌가 조율을 통해 그때의 상황이나 기분을 고려하면서 어떻게 행동할 것인지를 결정하는 것이다.

만약 항상 '~해서는 안 돼!' 하는 억압적인 행동만을 선택하게 되면 이성의 뇌에 대한 부담이 증가하게 된다. 이성의 뇌가 본능의 뇌에 억압 명령을 내려 본심을 꼼짝 못하게 눌러버리는 것이다. 이런 억압 상황에서는 생명유지의 뇌인 간뇌가 신체와 정신에 정상적인 명령을 내리지 못하게 된다. 그래서 뇌는 피곤해진다.

간뇌에는 자율신경, 호르몬, 식욕중추가 있으며 순환기, 호흡기, 내장, 운동기관 등 전신의 움직임을 조정한다. 그런데 뇌피로가 발생하면 이것들을 조절하는 데 문제가 생긴다. 자율신경중추에 문제가 발생하면 쉽게 피로해지고 심장이 두근거리며 나른함, 현기증, 어깨 결림 등의 부정수소(不定愁訴: 몸에 이렇다 할 탈이 없는데도 특정 신체에 고통이나 장애를 호소하는 증상)를 일으켜 자율신경실조증, 갱년기장애, 월경전증후군 등을 초래한다.

호르몬중추에 문제가 발생하면 여자는 월경불순, 배란장애를 일으켜 무월경, 무배란주기증 등의 증상이 생긴다. 또 정신활동중추에서 스트레스 등에 대한 과민 반응을 일으켜 별일 아닌데도 발끈하게 되고 우울함이 심해져 우울증, 정신장애 등이 발병하기도 한다.

뇌피로는 오감의 기능에도 영향을 미친다. 사람은 오감을 통해 외부 세계의 정보를 얻고 뇌에서 판단해 그 결과로 생존을 위한 행동을 하게 된다. 예를 들어 감각적으로 기온의 변화를 느껴 옷을 벗거나 입으며, 뒤에서 달려오는 오토바이 소리를 듣고 피하는 등의 행동을 하는 것이다. 즉, 오감과 뇌가 제대로 움직여야 인지 및 인식이 생기며 의식적인 행동을 할 수 있다. 하지만 뇌피로가 생기면 오감의 기능이 저하되고 감각이 마비되어 둔해진다. 감각의 마비가 일어나면 살아가는 데 올바른 판단이 불가능해져 비정상적인 행동을 하게 된다.

대표적으로 나타나는 것이 미각 이상에 의한 식이행동의 혼란이다. "더 단 것을 먹어야 해.", "더 짠 음식, 더 기름진 음식이 먹고 싶어.", "더 많이 먹고 싶어." 등의 증상이 나타나는 것이다. 또 감각의 마비로 움직이는 것조차 귀찮아져 밤낮이 뒤바뀐 생활을 하는 등의 다양한 이상 행동이 나타난다. 그 결과 일상생활이 뒤죽박죽되고 비만이나 생활습관병을 일으키게 되는 것이다.

뇌피로의 구조

사고, 창조, 희로애락을 조절한다.
생각하는 뇌(이성의 뇌)가 비대해진다.
대뇌신피질
(이성의 뇌)
억압명령을 내린다.
본능이나 본심을 눌러 억제한다.
대뇌구피질
(본능의 뇌)
제각각 명령을 내린다.
간뇌
자율신경 및 호르몬
식욕중추가 망가진 프로그램이 명령
뇌 프로그램 고장
뇌피로
오감 · 호르몬 · 미네랄 밸런스 · 비정상적인 정신활동
과식 · 불규칙적인 생활
비만 · 생활습관병 · 정신적 장애 등

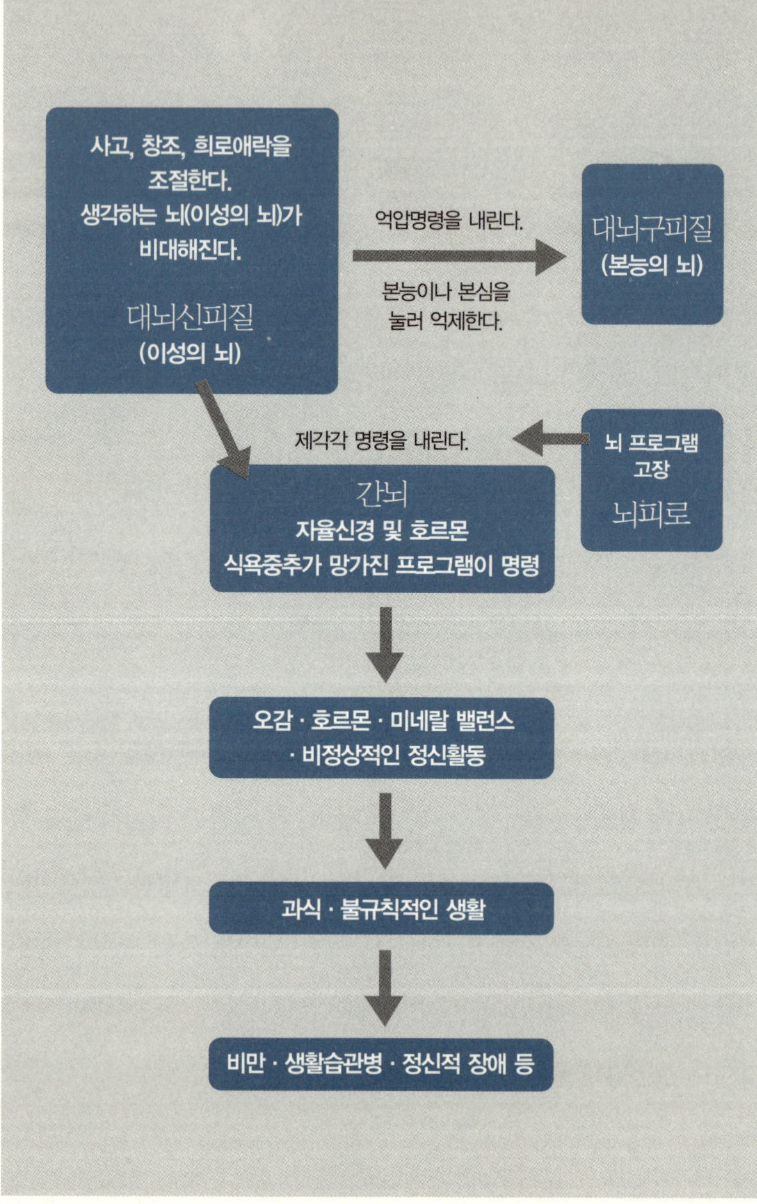

건강한 뇌의 구조
대뇌신피질 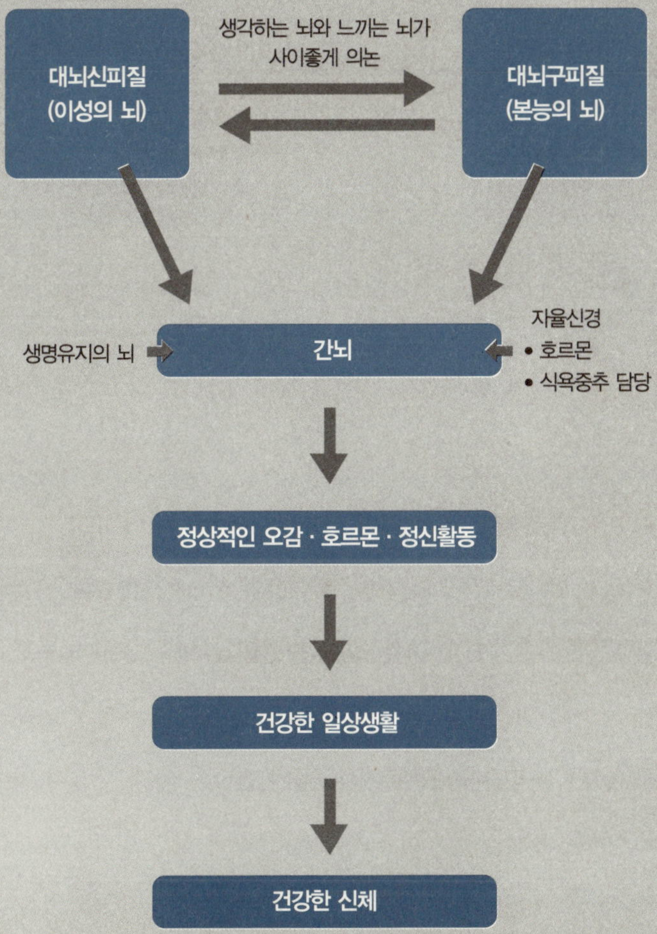
(이성의 뇌)
생각하는 뇌와 느끼는 뇌가
사이좋게 의논
대뇌구피질
(본능의 뇌)
생명유지의 뇌
간뇌
자율신경
• 호르몬
• 식욕중추 담당
정상적인 오감 · 호르몬 · 정신활동
건강한 일상생활
건강한 신체

뇌가 피로하면
식욕이 증가한다

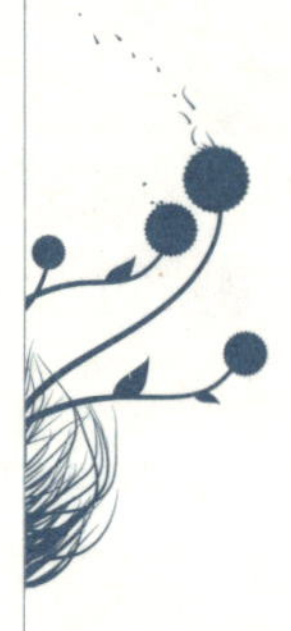

　뇌피로가 발생하면 많이 먹게 되는 이유가 미각 이상에 의한 식이 행동의 혼란 때문이라고 설명했는데 사실 이것뿐만이 아니다. 자율신경과 뇌의 관계와도 연관이 있다. 사람의 신체 기능은 일정한 자극에 반응해 자신의 의사와 상관없이 움직이는 자율신경에 의해 컨트롤된다. 예를 들어 더운 곳에 가면 체온 조절을 위해 땀을 흘리고 식사를 하면 위가 움직이기 시작하며 긴장하면 심장이 두근거리는 것과 같은 증상이 이 자율신경에 의한 것이다.

　자율신경에는 신체를 긴장시켜 활동적으로 만드는 교감신경과 긴장을 풀고 체력을 회복시키는 부교감신경이 있다. 운동을 할 때는 교감신경이 우위가 되기 때문에 심박수가 높고 혈압이나 혈당이 상승한다. 반대로 집에서 푹 쉬고 있을 때는 부교감신경이 우위가 되어 심박수가 떨어지고 혈압이나 혈당이 하강한다. 이 스위치의 전환을 담당하는 것이 바로 간뇌의 시상하부라는 곳이다. 시상하부는 필요에 의해 2가지 신경의 스위치를 전환하며 균형을 유지한다.

그러나 뇌피로가 생기면 지금까지는 신경에 거슬리지 않았던 작은 일에도 스트레스를 받게 되고 초조해져 스트레스 과민반응을 일으킨다. 그 결과 교감신경이 활발해진 상태에서 부교감신경으로 전환되지 않는다. 즉, 신체가 계속 긴장 상태가 되는 것이다. 긴장 상태가 지속되면 맥박이 빨라지고 혈압과 혈당이 상승한다. 그리고 이 상태가 장기간 지속되면 심신이 피폐해지게 된다.

여기서 중요한 것은 교감신경과 부교감신경의 균형이다. 간뇌는 교감신경의 작용을 억제해 부교감신경이 우위가 되는, 먹고 자고 쉬는 것과 같이 에너지를 보충하는 행동을 취하도록 명령을 내린다. 그래서 뇌피로가 일어나면 배가 고프지 않아도 계속 먹고 싶어지고 의욕이 저하되며 자고 싶어지는 것이다.

다시 말해 뇌피로가 생긴 사람이 많이 먹게 되는 것은 스트레스로부터 자기 자신을 지키려는 일종의 방위반응인 것이다. 이를 참으면 더 심한 스트레스를 초래하며 뇌는 매우 위험한 상태에 빠지게 된다.

뇌 프로그램의 고장

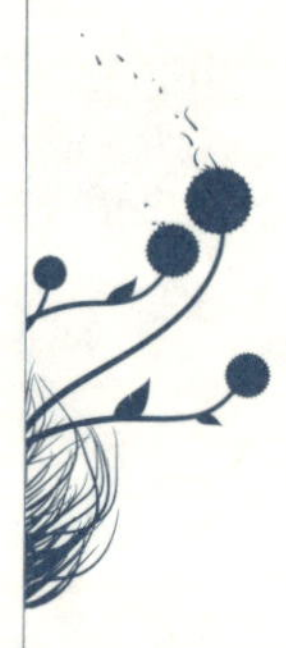

본래 사람과 동물은 스스로 건강하게 살아갈 수 있는 힘을 갖고 태어난다. 그래서 바이러스에 감염되어도 신체가 지니고 있는 면역력이 작용하기 때문에 쉽게 질병으로 발전되지 않는다. 음식에 들어 있는 독도 미각으로 판단해낼 수 있다. 예를 들어 몸에 독이 되는 것을 먹으면 신체는 곧바로 구토나 설사와 같은 거부 반응을 일으켜 체외로 배출시키는 것이다. 기름진 음식이나 단 음식을 먹어도 이미 갖고 있는 지질대사나 당질대사의 힘으로 여분의 것들을 배출시킨다. 그래서 비만이나 고지혈증, 당뇨병을 쉽게 일으키지 않는 것이다.

우리는 무의식중에 몸에 좋은 식재료를 선택해서 먹고 과식하면 위가 거북해져 먹는 것을 멈추게 된다. 이렇게 신체는 스스로 건강한 상태를 유지하기 위해 조절하는데 그 작용을 컨트롤하는 것이 바로 간뇌다.

간뇌에는 자율신경, 호르몬, 식욕중추가 있으며 순환기, 호흡기, 내장, 운동기관 등 전신의 작용을 조정한다. 예를 들어 음식을 먹는다고 해보자. 입에 들어가는 순간 타액(침)이 나오게 하고 위로 들어가면 위를 움직여 위산이 분비되도록 해준다. 그리고 장에 들어가면 소화·흡수된 후 몸에 영양소를 흡수해 여분의 독소를 배출하도록 간뇌가 대사를 담당한다.

이밖에도 간뇌가 작용하는 예는 많다. 운동을 하면 근육에 산소가 필요하기 때문에 혈액으로 산소를 더 많이 보내기 위해 심장이 빨리 움직인다. 그리고 수분을 너무 많이 섭취하면 물의 대사로 소변의 양이 늘어난다. 또 밝은 곳에 가면 눈이 부셔 동공이 축소되는데 이들 모두 간뇌가 조정하는 것이다.

내분비중추도 간뇌의 시상하부와 뇌하수체에 있는데 체내의 호르몬을 무의식중에 조정해주는 곳이다. 그리고 여성들에게 매달 찾아오는 월경 역시 간뇌의 움직임에 따라 일어난다. 갑상선이나 부신도 마찬가지다. 우리가 공복감이나 포만감을 느끼는 식욕중추도 포만중추 및 섭식중추로 간뇌에 존재한다. 정신활동이나 면역능력도 간뇌와 관계가 있다. 다시 말해 간뇌는 사람이나 동물이 건강하게 살 수 있도록 미리 프로그래밍되어 있는 것이다.

그래서 지구에 생명이 탄생한 후 35억 년이라는 시간 동안 자연계에는 살이 찌거나 생활습관병이 생기는 생명체가 없었다. 비만한 동물은 오직 사람과 애완동물을 포함한 가축, 그리고 양식 동물뿐이다.

스트레스 탓에 이성의 뇌에 부담이 커지면 뇌의 연락이 제대로 이루어지지 않아 이성의 뇌와 본능의 뇌 각각으로부터 균형을 유지하라는 명령이 간뇌에 내려진다. 이렇게 되면 간뇌가 혼란에 빠져 몸의 각 기관에 잘못된 명령을 내리게 된다. 이것이 뇌 프로그램의 혼란이다. 뇌 프로그램에 혼란이 생기면 각 중추들이 컨트롤이 되지 않아 다양한 이상 증상을 일으킨다.

간뇌 프로그램의 혼란

식욕 이상
내분비 이상
자율신경 이상
정신활동 장애
오감 이상 미각 이상
내분비 이상
교감신경자극 부신자극
스트레스 과민반응 감수성 저하 정신둔감
과식 및 편식 식이행동 이상
월경불순 배란장애
심장 두근거림 어깨결림
발끈, 은둔 우울 상태
비만 생활습관병
무배란증 무월경
자율신경실조 갱년기 장애
정신장애 우울증

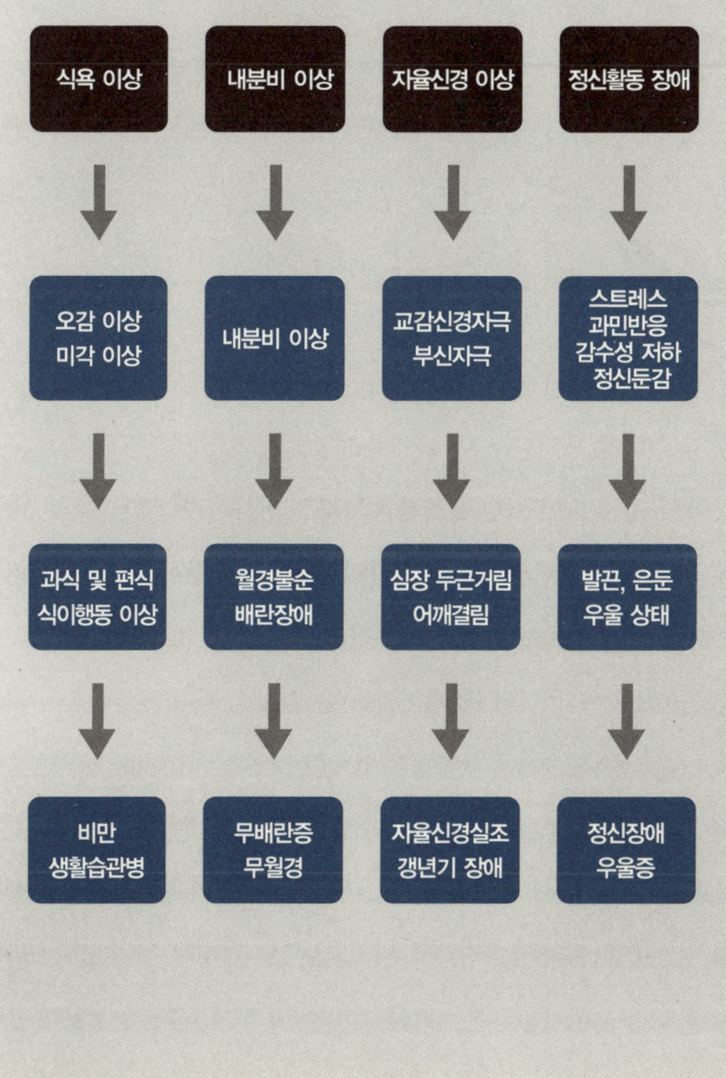

과도한 정보가
뇌피로를 일으킨다

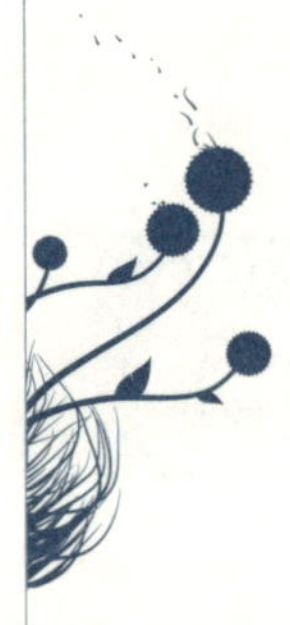

"얼음이 녹으면 어떻게 될까요?"라는 질문을 받으면 당신은 어떻게 대답하겠는가? 만약 "물이 됩니다!"라는 대답이 가장 먼저 떠오른다면 당신은 이성의 뇌가 우세한 것이다. 일상생활도 이성으로 판단하고 있기 때문이다. 텔레비전이나 인터넷, 라디오에서 쏟아져 나오는 과도한 정보들이 자신에게 필요한 것인지 아닌지를 무의식중에 이성의 뇌로 처리하기 때문에 그만큼 이성의 뇌에 대한 부담이 크다.

특히 일을 할 때 인터넷을 사용하는 일이 많고 출퇴근길 전철에서도 신문을 읽거나 휴대전화로 여러 가지 일을 하며 집에 들어서자마자 바로 텔레비전을 켜는 사람은 주의해야 한다. 온종일 정보가 끊임없이 들어오기 때문에 이성의 뇌가 처리하는 데 급급한 나머지 뇌피로를 일으킬 가능성이 높다.

요즘 현대인들이 너무 정보에 의존해 살아가는 것에도 문제가 있다. 예를 들어 건강에 좋은 것을 지식으로만 받아들이고 실제 몸에 좋은지 나쁜지 혀로는 느끼지 않는 사람들이 많다. 오늘의 날씨도 일기예보를 통해서 알고 있지만 직접 피부로는 느끼지 않고 산다. 구름의 흐름이나 바람의 움직임도 느끼지 못하고 시간에 쫓겨 바삐 걸어다닌다.

환경의 변화를 보고 듣고 냄새 맡고 만지고 맛보는 오감을 통해 직접 느껴 그 정보를 본능의 뇌에 전달해야 우리 몸에 건강하게 살기 위한 프로그램이 작동된다. 그런데 본능의 뇌를 소홀히 하고 정보를 통해서만 사물을 판단하고 있기 때문에 뇌피로가 일어나고 대사증후군 등 다양한 질병을 일으키는 것이다.

만약 "얼음이 녹으면 어떻게 될까요?"라는 질문에 "봄이 됩니다!"라고 대답했다면 일상을 오감으로 느끼면서 자신의 능력을 완전히 발휘하는 상태라고 할 수 있다. 최근 뇌를 단련하기 위한 '두뇌훈련 게임'이 사람들 사이에서 크게 유행하고 있다. 게임을 하면 전략을 짜고 해답을 생각하기 위해 이성의 뇌를 사용하는데 이것 역시 뇌피로의 원인이 될 수 있다.

뇌를 육체에 비유하면 더 이해하기 쉽다. 몸이 몹시 지쳐 있는 상태라면 당신은 운동을 더 하겠는가? 아마도 일단 휴식을 취할 것이다.

뇌훈련을 함으로써 계산력이나 기억력은 향상될 수 있다. 그러나 활

기찬 생활을 영위하기 위해 필요한 뇌 프로그램은 고장날 수도 있다.

뇌피로가
일어나기 쉬운 사람

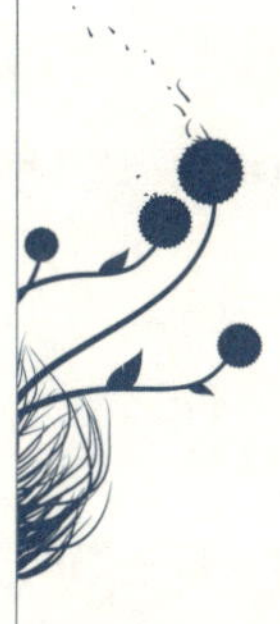

　뇌피로 환자들은 인내력이 강한 사람이거나 막중한 책임을 요하는 지위에 있어서 항상 올바른 언행을 해야 하는 사람들이 많다. 자신보다 타인을 중시하기 때문에 타인을 위해 스스로의 욕구를 억누르는 것이다.

　이런 사람들은 회사에 휴가를 내고 여행을 떠나고 싶어도 "내가 쉬면 안 되지." 하고 생각한다. 싫어하는 사람이 있어도 "모든 사람과 관계를 좋게 유지해야 해." 하고 생각하며 일에 지쳐 있어도 "가족에게는 지친 모습을 보여줘선 안 돼." 하고 말한다. 자신보다도 일을 위해, 가족을 위해, 그리고 미래를 위해 항상 어떻게 해야 할지 먼저 생각하고 움직이는 것이다. 그리고 그것이 올바른 것이라고 굳게 믿고 있다. '이렇게 해야만 해!' 하는 틀에 얽매여 자기 자신을 잃어버리고 사는 것이다. 이런 사람들은 일도 분 단위로 나눠서 하고 식사도 배가 고파서가 아니라 시간이 됐기 때문에 먹는다. 본능의 뇌를 소홀히 대하면서 자신도 모르게 이성의 뇌에 부담을 주고 있는 것이다.

종종 가족과 대화를 나눌 시간조차 없는데 휴일에도 일을 하면서 스스로 열심히 산다고 자부하거나 시간외수당을 벌기 위해 다른 사람과 경쟁하는 사람이 있다. 개인의 생활을 희생하면서까지 회사를 위해서 열심히 사는 것이다. 이런 사람들에게 내일 당장 뇌피로가 일어난다 해도 전혀 이상한 일이 아니다.

뇌피로가 일어날 가능성은 여자보다 남자가 높다. 남자들은 고민이나 스트레스가 많아도 체면을 중요하게 생각해서 주변 사람들에게 상담하기보다 가능한 혼자 해결하려고 하기 때문이다. 쉽게 지친 얼굴이나 고민스러운 표정을 보여주지 않는다. 그래서 주변 사람들이 미처 알아채기도 전에 뇌피로가 심각한 상태까지 진행되어 병에 걸리는 일이 많다.

인간에게 초능력 같은 건 존재하지 않기 때문에 짊어질 수 있는 짐은 한정되어 있다. 배로 비유했을 때 우리가 기껏해야 1천 톤 정도의 화물을 선적할 수 있는 선박이라고 하자. 하지만 대부분의 사람들은 자신도 모르는 사이에 화물을 2천 톤, 3천 톤씩 쌓는다. 그 결과 배는 기우뚱거리며 위험천만한 항해를 할 수밖에 없다. 이 때 화물을 내려놓으면 항해를 가볍게 할 수 있다. 그러나 대부분은 그 사실을 깨닫지 못하고 내려놓을 생각을 하지 못한다.

　무거운 화물을 쌓아둔 상태가 지속되면 피로는 최고조에 달해 더 깊은 수렁에 빠지게 된다. 하지만 그 사실을 알아차릴 때쯤이면 이미 모든 힘이 소진되어 자력으로 탈출하기란 매우 어렵다. 오히려 그 수렁을 깊게 만들 뿐이다.

40대 남자에게
뇌피로가 많은 이유

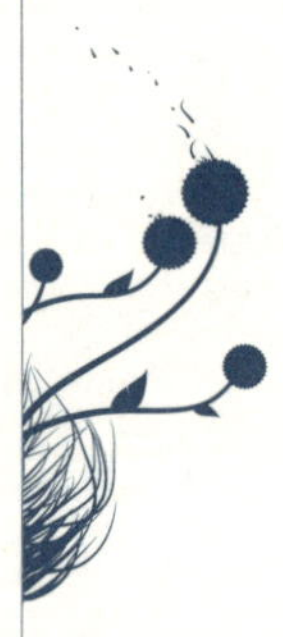

한번은 42세 직장남성이 의욕이 생기지 않는다며 건강 클리닉에 진찰을 받으러 왔다. 다른 병원 내과에서 당뇨병이라는 진단을 받았고 식이요법으로 115킬로그램이었던 몸무게를 107킬로그램까지 감량했다고 한다. 그는 의욕이 생기지 않는 것이 식사로 섭취하는 칼로리가 줄어들었기 때문이라고 생각하고 있었다. 그러나 심리테스트와 상담을 통해 의욕이 생기지 않는 원인이 심각한 뇌피로 때문이라는 사실을 알게 되었다.

그는 원래 건강에 대해 신경을 많이 쓰는 편이었는데 당뇨병이라는 진단을 받자 충격을 크게 받았다. 앞으로의 일과 생활, 가족을 생각하면 불안해서 일이 손에 잡히지 않는다고 했다. 사실 그에게 뇌피로가 발생하게 된 데는 또 한 가지 원인이 있다. 과거에는 현장 업무가 많았는데 40세 이후부터 집중력을 요하는 사무를 보는 일이 많아진 것이다. 거기에 당뇨병이라는 진단을 받고 스트레스가 더욱 커졌다.

이와 같이 뇌피로 증상은 40대 직장인들에게서 자주 나타난다. 특히 부서 변동 등의 변화가 큰 문제가 되곤 한다. 여기에 건강에 대한 불안감으로 생활습관병이라는 진단까지 받으면 충격을 받고 스트레스가 커진다.

사람은 누구나 언젠가 자신이 처한 환경이 변할 수밖에 없다는 것을 인식해야 한다. 지금 상태가 영원히 지속되지는 않는다. 간혹 건강하게 산다는 것이 환경에 대한 적응능력이라고 말하는 사람도 있다. 자신이 처한 환경을 솔직하게 받아들이고 앞으로의 삶을 어떻게 꾸려나갈 것인지 미리 생각하는 것이 매우 중요하다.

뇌가 보내는
SOS 신호를 놓치지 마라

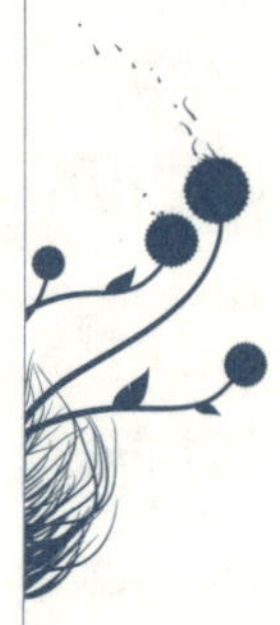

뇌피로는 몸의 피로와는 달리 뇌가 아픈 것이 아니므로 알아채기가 어렵다. 하지만 그대로 방치하면 대사증후군을 치료하지 못할뿐만 아니라 심각한 질병을 초래할 위험이 있다. 그러므로 뇌가 보내는 SOS 신호를 빨리 알아차리는 것이 중요하다.

그럼 현재 자신의 뇌피로도가 어느 정도인지 점검해보자. 48쪽에 있는 체크리스트에서 각각 해당하는 항목을 선택해 표시하고 합계를 내 종합적으로 평가하면 된다.

뇌피로의 3대 증상은 불면, 변비, 초조함이다. 이 3가지 증상 중에서 하나라도 해당하는 증상이 있다면 이미 뇌피로가 시작된 것이다.

뇌피로가 축적되면 업무량이 많아 무척 피곤한 날도 잠을 쉽게 이루지 못한다. 뇌의 스위치가 전환되지 않기 때문이다. 그리고 변통을 느끼지 못하고 항문을 여는 명령이 전달되지 않기 때문에 변비가 되기 쉽다.

정신적인 측면을 살펴보면 평상시에는 거의 신경 쓰지 않던 일에도 엄청난 스트레스나 부담을 느껴 사소한 일에 화를 내는 경우가 많아진다. 대뇌가 스트레스에 의해 지배당하는 상태가 되는 것이다. 만약 불면, 변비, 초조함 3가지 모두에 해당되는 사람이라면 몸이 무겁게 느껴지고 무엇을 해도 즐겁지 않은 우울증을 의심해봐야 한다.

이밖에도 뇌피로가 계속 쌓이면 "휴일에는 가능하면 집에서 잠이나 자고 싶다.", "책 읽기가 힘들다.", "직장에서 인간관계를 신경 쓰는 것이 귀찮다.", "정리정돈을 못한다.", "무엇을 먹어도 입맛이 없다.", "체중이 늘었다."와 같은 증상을 호소한다.

혹시 위와 같은 증상을 느꼈다면 뇌가 "휴식을 주세요!" 하고 SOS 신호를 보내는 것이다. 혹은 지금 당장은 괜찮더라도 뇌피로를 일으키는 생활을 하고 있을 가능성이 높다.

뇌 피로를 점검해보자

최근 2~3주 동안의 자신의 상태를 점검해보고 해당하는 것에
동그라미 표시를 해보자.

① 밤에 잠을 자다가 깨거나 휴일인데도 아침 일찍 눈이 떠지는 일이 있다.

　　A. 매일　　　　B. 1주일에 2~3회　　　C. 1주일에 1회 미만

② 잠이 쉽게 들지 않는다.

　　A. 매일　　　　B. 1주일에 2~3회　　　C. 1주일에 1회 미만

③ 습관적으로 식사를 한다. 입맛이 없어도 억지로 먹는 일이 있다.

　　A. 매일　　　　B. 1주일에 2~3회　　　C. 1주일에 1회 미만

④ 변비가 있다.

　　A. 매일　　　　B. 1주일에 2~3회　　　C. 1주일에 1회 미만

⑤ 많이 움직이지 않는데도 몸이 쉽게 지친다.

　　A. 매일　　　　B. 1주일에 2~3회　　　C. 1주일에 1회 미만

⑥ 기분이 가라앉고 암울하게 느껴진다.

　　A. 매일　　　　B. 1주일에 2~3회　　　C. 1주일에 1회 미만

⑦ 일이나 집안일이 귀찮다고 생각된다.

　　A. 매일　　　　B. 1주일에 2~3회　　　C. 1주일에 1회 미만

⑧ 외출하는 것이 귀찮게 느껴진다.

    A. 매일   B. 1주일에 2~3회   C. 1주일에 1회 미만

⑨ 초조하다.

    A. 매일   B. 1주일에 2~3회   C. 1주일에 1회 미만

⑩ 불안하다.

    A. 매일   B. 1주일에 2~3회   C. 1주일에 1회 미만

⑪ 자책하는 일이 있다.

    A. 매일   B. 1주일에 2~3회   C. 1주일에 1회 미만

[종합평가]
심각 : 하나라도 A가 있다. B가 3개 이상 있다.
중간 : B가 2개 이상 있다.
경도 : B가 1개 이하다.
※ C는 세지 않는다.

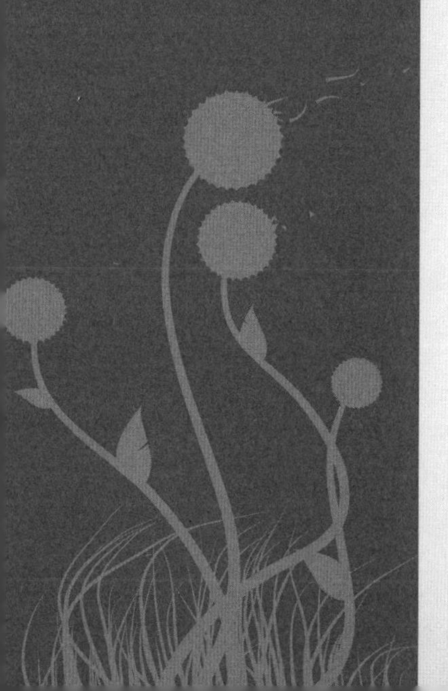

제2장

뇌피로를 해소하는 방법

이성의 뇌에
부담을 줄여라

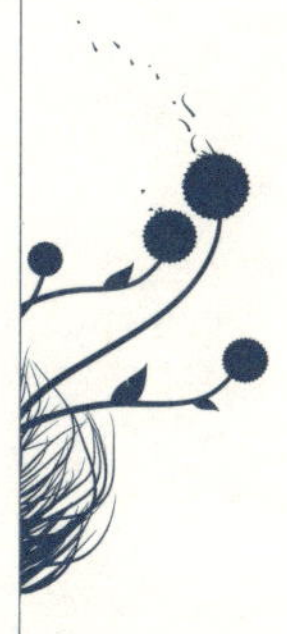

1장에서 뇌피로와 대사증후군의 관계, 그리고 뇌피로가 일어나는 구조에 대해 자세히 설명했다. 이번 장에서는 뇌피로를 해소하기 위한 방법에 대해 설명하려고 한다. 뇌피로는 어떻게 해소해야 할까?

뇌피로의 원인은 스트레스와 과도한 정보 흡수에 있기 때문에 무엇보다 이를 줄이는 것이 가장 중요하다. 그러나 업무나 인간관계와 연관이 있으면 이런 원인을 제거하는 것이 결코 쉬운 일은 아니다. 또 소비자의 수요에 민감한 일이나 항상 아이디어를 내야 하는 일을 하는 사람이라면 무작정 정보를 차단할 수는 없는 노릇이다.

그래서 내가 추천하고 싶은 방법이 ① 하기 싫은 일은 가능하면

뇌의 작용

지적중추가 비대하다
본능·정동(情動)의 중추
이성의 뇌 (신피질)
본능의 뇌 (구피질)
균형 유지, 명령 원활
식욕중추 자율신경 호르몬 정신·면역
간뇌

스트레스
지적중추가 비대하다
균형이 흐트러짐
이성의 뇌 (신피질)
명령이 제각각
본능의 뇌 (구피질)
본능·정동(情動)의 중추가 작아진다
혼란
생명유지의 뇌 간뇌

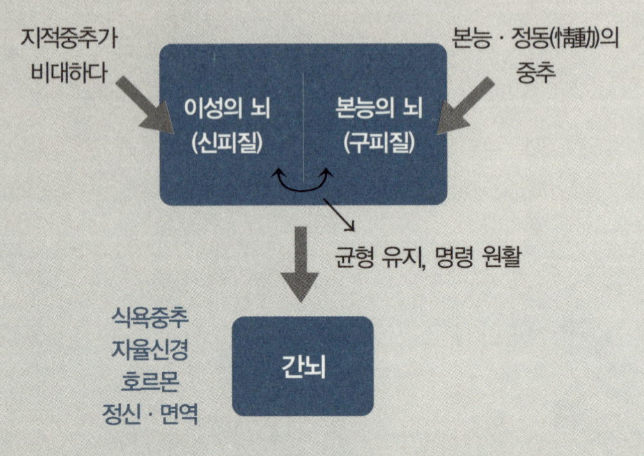

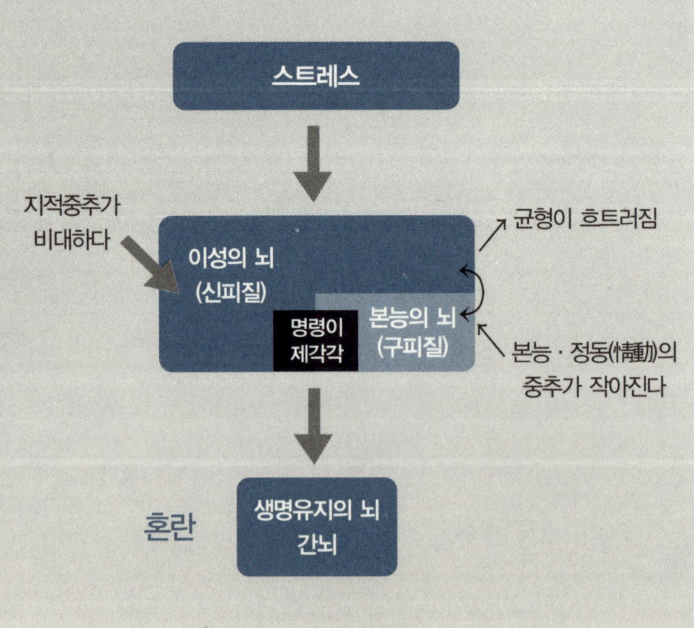

하지 말고 ② 스스로 기분 좋게 만드는 일을 단 하나라도 시작하라는 것이다. 이 2가지가 뇌피로 해소의 기본 원칙이다. 이 원칙의 목적은 이성의 뇌와 본능의 뇌의 균형을 회복하는 것에 있다. 즉, 하기 싫은 일을 줄임으로써 이성의 뇌에 부담을 낮추고 기분 좋은 일을 시작함으로써 본능의 뇌를 자극하는 것이다.

대뇌의 균형을 되찾으면 간뇌에도 정상적인 명령을 내릴 수 있다. 그 결과 비만도 해소할 수 있게 되는 것이다. 야생동물에게 비만이 없는 것은 본능에 따라 행동해 뇌 프로그램이 정상적으로 작동하기 때문이다. 하지만 복잡한 인간사회에서 항상 본능에 따라 행동할 수는 없다. 따라서 실천하기 쉬운 이 2가지 기본 원칙부터 시작해보자.

'금지'하는 것을
금지하라

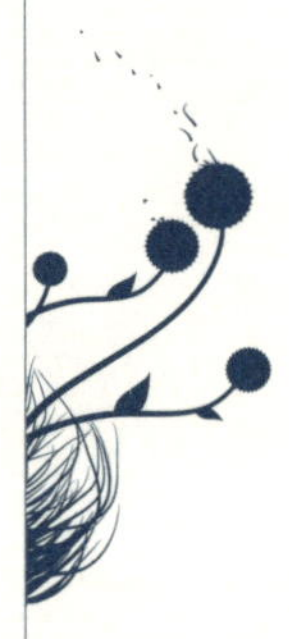

뇌피로를 해소하기 위한 첫 번째 원칙은 자신을 억제하고 금지하는 일을 가능하면 하지 않는 것이다. "~해서는 안 돼!"와 같은 금지와 억압에서 자기 자신을 해방시켜야 한다. 뇌피로가 생긴 사람은 일을 하면서 스스로 금지사항을 만들어두는 경우가 많기 때문이다.

'다른 일을 하고 있지만 부탁받은 일을 거절할 수 없다.'

'상사보다 먼저 퇴근해서는 안 된다.'

'몸이 좋지 않다고 솔직히 말할 수 없다.'

'술자리를 거절할 수가 없다.'

이렇게 금지하는 행동을 열거해 보면 자신이 얼마나 '~해서는 안 돼!' 하는 생각에 얽매여 생활했는지를 깨닫게 될 것이다.

자신이 하기 싫어하는 일을 줄이는 일이므로 지금 당장 실천할 수 있다. 하지만 실제로 실천에 옮겨보면 의외로 어렵다고 느끼는 사람이 많을 것이다. 특히 회사 사람이나 가족 등 주변 사람들에게 신경을 많이 쓰는 사람에게는 굉장히 어려운 법칙일 수 있다. 따라서 억지로 실천하는 것은 좋지 않다. 억지로 하는 것 자체가 스트레스가 되기 때문이다. 가능한 할 수 있는 범위 내에서 실천하면 된다.

스스로
기분 좋은 일을 하라

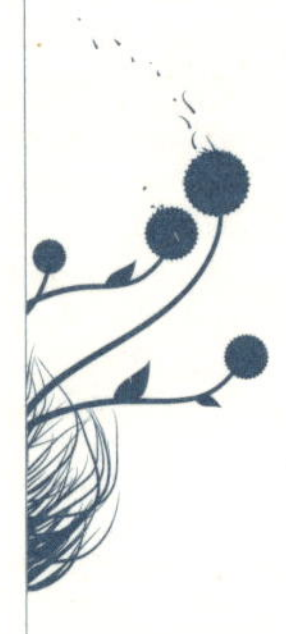

두 번째로 실천해야 할 원칙은 기분 좋은 일을 한 가지라도 시작하라는 것이다. 이는 '쾌락의 법칙'이라고도 부른다.

좋아하는 음악을 듣거나 그림 그리기, 영화 보기, 온천 가기 등 자신이 좋아하는 취미생활에 푹 빠져보는 것도 괜찮다. 단, 텔레비전이나 전화, 컴퓨터 등 각종 정보기기로부터 멀리 떨어져서 좋아하는 일에 몰두해야 한다.

요즘 퇴근길에 마사지를 받는 직장인들이 많아졌다고 한다. 마사지가 기분 좋게 느껴진다면 이 또한 좋은 방법이다. 스스로 생각했을 때 기분이 좋아지고 즐거우며 감동을 받는 일을 시작해보자. 머리로

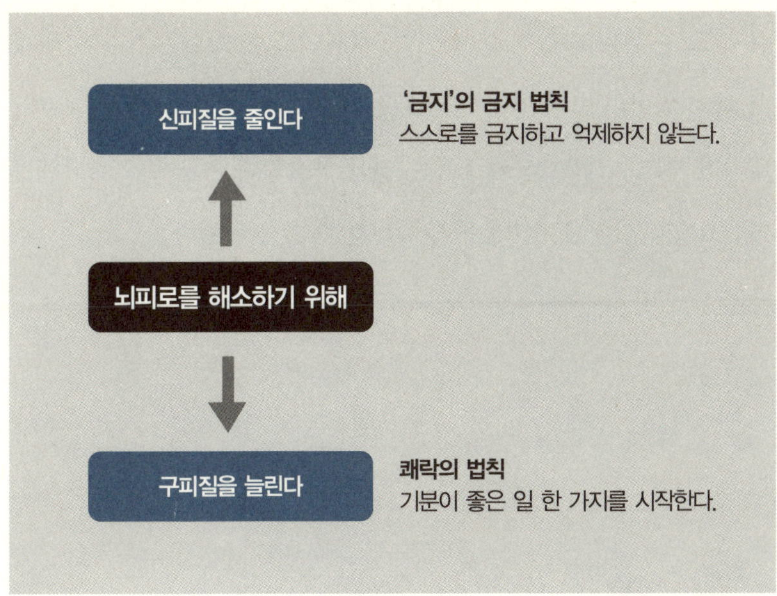

먼저 생각하기보다 본능에 따라 행동하는 것이 중요하다. 본능의 뇌가 기분 좋다고 생각하면 뇌의 피로가 줄어들기 때문이다.

스포츠를 좋아하는 사람은 스포츠를 해도 좋다. 단, 건강뿐만 아니라 실제로 기분이 좋다고 느끼는지가 중요하다. 따라서 정말 좋아하는지와 하고 싶은 일인지 생각해 판단해야 한다. 지금 소개한 이 2가지 법칙은 3장에서 설명할 대사증후군 해소법의 기본이기도 하다.

날씬해지고 싶어서 식사를 줄이려는 사람은 반대로 먹고 싶은 대로 먹어도 된다. 운동을 싫어하는데 살을 빼기 위해 운동을 했던 사람은 더 이상 운동을 하지 않아도 된다. 이렇게 말하면 '먹으면 살찐다.', '운동하지 않으면 뚱뚱해진다.'라는 상식에 얽매여 있는 사람들은 말도 안 된다고 펄쩍 뛸 것이다. 하지만 그런 상식은 이제 머리에서 싹 지워버리기 바란다. 물론 그런 말이 완전히 틀린 것은 아니다. 하지만 먼저 뇌피로를 해소하는 것이 중요하다. 3장에서 소개하는 쾌식요법을 실천해보면 충분히 이해할 수 있을 것이다.

뇌피로를
빨리 해소하는 방법

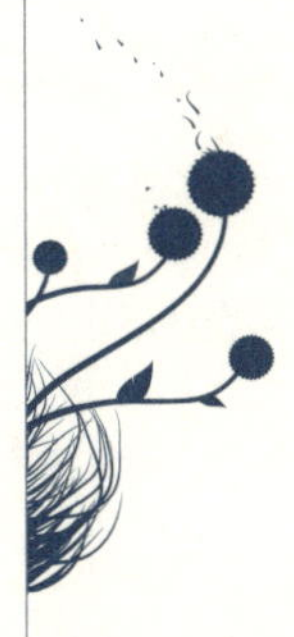

　뇌피로 해소법의 기본은 앞에서 설명한 2가지 원칙이다. 이를 실천하는 것만으로도 확실하게 뇌피로를 해소할 수 있다. 이 밖에도 건강 클리닉에서 환자들을 상담하면서 알게 된 대뇌신피질의 부담을 줄이는 비결을 설명하려고 한다. 2가지 기본 원칙과 함께 실천하면 더 빨리 뇌피로를 해소할 수 있을 것이다.

① 자신부터 먼저 행복해지자

　뇌피로 환자들을 살펴보면 지나치게 주변을 신경 쓴 나머지 소중한 자기 자신은 망각하고 있는 경우가 많다. 뇌피로를 해소하기 위해서 자기희생의 정신을 재고하는 것이 필요하다. 나는 환자들에게 거울 앞에서 알몸으로 서보라고 권한다. 거울 앞에 선 자신의 알몸을 보면 배가 불룩하게 나와 있을 수도 있다. 혹은 여기 저기 살들이 축 쳐져 있고 주름도 많으며 얼굴 표정이 어두울 수도 있다.

이렇게 알몸의 자신을 바라보는 행동을 통해 우리는 객관적으로 자기 자신을 볼 수 있게 된다. 사회적 지위에서 벗어나 인격이나 마음, 육체, 체력, 강인함, 나약함, 욕망, 친절함 등 다양하고 솔직한 면을 볼 수 있는 것이다. 자신이 어떤 인생을 사는지, 그리고 세상을 어떻게 살아갈지 모두 알몸의 자신을 통해 확인할 수 있는 내면이다.

거울에 비춰진 알몸의 자신을 바라보면서 "이런 나를 누가 치유해줄까?" 하고 질문을 던져보자. 자기 자신을 치유해줄 수 있는 사람은 오로지 자신뿐이라는 사실을 깨닫게 될 것이다. 또 자신을 있는 그대로 인정하고 받아들임으로써 스스로 아끼는 마음도 생긴다. 지금 당장 알몸으로 거울 앞에 서서 3분 동안 자기 자신을 바라보도록 하자.

뇌피로는 뇌가 감기에 걸린 상태라고 할 수 있다. 감기에 걸린 사람에게 "더 열심히 해!", 또는 "운동해!" 하고 말하지는 않을 것이다. 보통은 먼저 감기부터 빨리 나으라며 토닥여줄 것이다. 뇌피로의 경우도 뇌를 고치는 것이 가장 우선이다.

자신을 희생하면 "저 사람을 위해 한 일이야." 하는 만족감은 얻을 수 있다. 하지만 지쳐 쓰러져 뇌피로가 생기면서까지 타인을 우선할 필요는 없다. 자기중심적으로 생각해야 한다. 뇌피로를 해소하기 위해서는 이렇게 다소 이기적인 삶의 자세가 필요하다.

만약 당신이 매일 용돈을 절약하며 살고 있다고 해보자. 그런데 아내가 호텔 레스토랑에서 호화로운 점심을 먹고 다닌다면 당연히 화가 날 것이다. 그러나 당신도 자주 맛있는 식사를 즐기는 사람이라면 부인이 가끔 친구를 만나 비싼 식사를 한다고 해도 화가 나지는 않을 것이다. 그래서 먼저 자기 자신을 소중히 하는 것이 중요하다.

가족을 간호하거나 곁에서 돌보는 일을 하다가 뇌피로가 생긴 사람들도 많다. '내가 안 하면 이 사람은 어떻게 될까?' 하는 마음으로 필요 이상 힘을 쏟다가 극도의 뇌피로 증상을 겪는 것이다. 그러나 당신이 피곤한 얼굴을 하고 있으면 간호를 받는 사람 역시 암울한 기분이 될 것이다. 반대로 당신이 항상 밝은 얼굴이라면 그 사람의 기분도 밝아질 것이다. 그래서 당신부터 뇌피로를 해소하는 일이 중요한 것이다. 이 문제를 해결하기 위해 간호의 부담을 조금 줄이는 것, 즉 주변 사람들이나 사회적인 지원에 조금은 의존할 필요도 있다.

행복은 이기적인 것이라고 말하는 사람들이 있는데 그렇지 않다. 진정한 행복은 주변 사람들이 행복해짐으로써 얻을 수 있다. 따라서 당신이 먼저 뇌피로에서 해방되어 행복해지고 주변 사람들에게 그 행복을 점차 전염시켜보자.

② 억지로 잘 지내려고 노력하지 마라

"같은 직장에 정말 싫어하는 사람이 있어."

"상사와 항상 마찰이 생겨서 힘들어."

위와 같이 직장에서의 인간관계가 뇌피로의 원인이 되는 경우도 많다. 나는 이런 사람들에게 "잘 맞지 않는 사람은 무시하라."고 조언을 한다. 이렇게 말하면 모두 깜짝 놀란 표정을 짓는데, 잘 맞지도 않고 싫은 사람과 잘 지내보려고 노력해봤자 뇌피로만 계속 쌓인다. 뇌피로를 해소하기 위해서는 일단 싫은 사람과 거리를 둘 필요가 있다.

물론 같은 팀에서 일을 하거나 업무보고를 해야 하는 상사라면 부득이하게 말을 해야 하는 상황이 발생할 것이다. 따라서 완전히 무시하라는 것은 아니다. 필요 이상으로 마주하고 말을 하는 것을 피하면 된다. 뇌피로가 해소되면 오히려 싫은 사람도 이해하게 되고 편안히 받아들일 수 있다.

③ "어쩔 수 없잖아!"라고 말하라

일을 하다가 큰 실수를 하면 누구나 좌절을 한다. 특히 책임감이 강한 사람일수록 '어떻게 하지?' 하는 생각이 머릿속에서 끊이지 않아 고통스러워한다. 같은 실수를 반복하지 않기 위해 반성하는 것은 매우 중요한 일이다. 하지만 '그때 내가 이렇게 했더라면…….', '정말 난 바보인가 봐.' 하면서 머리를 감싸고 있는 것은 그리 큰 도움이 되지 않는다. 대신 "어쩔 수 없잖아!" 하고 큰 소리로 외쳐보자.

이 말이 현실과 타협하는 말이라 하기 싫다고 하는 사람도 있을 수 있다. 사실 예전에는 나 역시 마찬가지였다. 하지만 말 한 마디를 하는 것만으로도 마음이 아주 편해진다. 뇌피로 증상이 있는 사람이라면 예민하게 대처하기보다는 때로는 이렇게 낙천적인 자세를 가질 필요가 있다.

"어쩔 수 없잖아!"라는 말은 직장에서 동료와 문제가 생기거나 일이 일정대로 진행되지 않을 때, 전철을 놓쳤을 때와 같이 일상생활에서 발생하는 초조함을 해소하는 데도 효과가 있다. 마음에 여유가 생기기 때문이다. 이 말을 잘 활용하게 되면 괜한 걱정을 하거나 초조함을 느끼는 대신 그 시간을 즐겁게 보낼 수가 있다. 그리고 뇌피로도 조금씩 사라질 것이다.

④ 점심시간에는 뇌를 쉬게 하라

혹시 점심시간에 한 손에 삼각 김밥을 들고 컴퓨터 모니터를 보거나 샌드위치를 먹으면서 회의 자료를 검토하고 있지는 않은가. 점심시간마저도 일의 연장으로 생각하면서 보낸다면 뇌에 피로가 축적될 수밖에 없다. 휴식시간에는 확실하게 휴식을 취해야 한다.

간혹 회사 생활을 하다 보면 "도시락을 싸왔나보군. 잘됐네. 사무실 전화 좀 받아줘." 하는 상사의 부탁을 받기도 하고, 점심을 먹다가도 사무실에서 급히 호출을 받아 달려가야 하는 상황이 발생하기도 한다. 그래서 점심시간에 충분한 휴식을 취하지 못하게 되는 경우가 종종 있다.

이런 상황이 지속된다면 법을 들먹여서라도 "휴식시간을 주세요." 하고 회사 측에 요구해야 한다. 근로기준법 제54조에 '① 사용자는 근로 시간이 4시간인 경우에는 30분 이상, 8시간인 경우에는 1시간 이상의 휴게 시간을 근로 시간 도중에 주어야 한다.'라고 규정되어 있다. 또 휴식 시간은 '노동자가 완전히 일에서 떠나 있을 것'을 원칙으로 하고 있다. 따라서 다음과 같은 경우는 위법에 해당한다.

- 전화가 올지 모르니까 자리를 지키고 있으라는 지시
- 휴식 시간에 급한 용건이 있으니까 빨리 들어오라고 하는 지시
- 점심을 함께 먹을 것을 강요하는 것
- 휴식시간 종료 5분 전에 자리에 들어오라는 지시

휴식 시간에는 회사 밖으로 나가거나 일시 귀가해도 기본적으로 문제가 없다. 점심시간에는 당당하게 일에서 해방되어 이성의 뇌를 쉬게 하자.

⑤ 업무 중 스트레스를 풀 수 있는 방법을 찾아라

프레젠테이션 전에 자료를 정리하느라 바쁘거나 고객 불만에 대응하는 것에 초조해질 때, 그리고 상사에게 꾸중을 듣고 우울해질 때 당신은 어떻게 하는가? 스트레스를 해소할 수 있는 자신만의 방법을 갖고 있는가?

업무 중 자신만의 스트레스 해소법이 있다면 뇌피로를 예방할 수 있다. 예를 들어 간식을 좋아한다면 좋아하는 과자를 먹는 것도 훌륭한 방법이 될 수 있다. 회사에서 일하면서 과자를 먹는 것은 있을 수 없다는 사람도 있을 것이다. 하지만 그런 상식 따윈 던져버리고 먹어보자.

간식을 먹으면 살이 찐다는 생각도 떨쳐버려라. 먹고 싶은 만큼 먹어도 된다. 스트레스 때문에 초조함을 느끼거나 우울해진 기분을 훌훌 털어버릴 수 있다. 혼자 먹기가 미안하다면 동료들과 나눠 먹어도 좋다. 주변 사람들도 좋아할 것이고 무엇보다 혼자 먹는 게 미안하다는 죄책감에서 벗어날 수 있다. 요즘은 작게 낱개 포장되어 있는 것이 많아 남자들도 책상 서랍에 넣어두고 먹는 사람들이 많다.

이외에도 기분 좋게 스트레스를 해소할 수 있다면 무엇이든 실천해보자. 발마사지를 하거나 옥상에서 바람을 쐬고 온다거나 잠시 회사 밖을 산책하는 것도 좋은 방법이다. 스스로 기분 좋다고 생각하는 일을 실천하는 것이 중요하다.

⑥ 철저한 시간 관리는 그만둬라

5시에 끝내려고 했던 일이 마무리가 되지 않았다. 전철이 제 시각에 도착하지 않는다. 횡단보도 신호가 너무 길다. 이와 같이 우리는 일이 자신의 뜻대로 안 되면 초조해진다. 특히 이런 증상은 성실하고 철저한 사람에게서 더 자주 나타난다. "일을 빨리 끝내야 해!", "약속 장소에 15분 전에는 도착해야 해!" 등 '~해야 한다'는 생각에 항상 시간에 쫓긴다.

그렇다면 이런 시간은 누가 정하는 것일까? 하루의 스케줄은 직접 계획하고 결정하는 것이다. 하루가 24시간이라고 정한 것도 우리 인간이다. 스스로 정한 시간에 일이 뜻대로 되지 않는다고 해서 초조해하거나 우울해하지 말자. 뇌피로를 일으키기 쉽다. 과도한 의무감에서 벗어나 스스로 감시하는 행동을 과감하게 그만둬야 한다.

계획대로 잘 되지 않을 때는 일단 멈춰 서서 심호흡을 해보자. 심호흡은 부교감신경을 우위로 해 긴장을 풀 수 있도록 도와준다. 또 아름다운 풍경을 바라보는 것도 좋다. 횡단보도에서 신호를 기다릴 때 시선을 약간 위로 하면 하늘의 구름이 시야에 들어올 것이다. 유유히 흘러가는 구름을 보고 있으면 시간을 잊을 수 있다. 저녁 무렵 빌딩 창문에 비친 아름다운 저녁놀이나 비오는 날 저녁 불빛에 비친 빗방울도 좋다. 행여 버스를 놓쳤더라도 그 순간 자연이 귀중한 시간을 선물했다고 생각하면 모든 것이 달라질 것이다.

⑦ 온오프 전환을 확실하게 하라

일로 인해 생긴 피로를 떠안고 그대로 귀가하면 뇌의 온오프 전환이 잘 되지 않아 뇌피로가 쌓이기 쉽다. 따라서 귀가 전에 기분전환을 하자. 환자들에게 자주 추천하는 효과적인 방법으로 사우나가 있다. 약 30분 정도면 확실하게 기분전환을 할 수 있기 때문이다.

요즘은 따로 목욕용품을 준비하지 않아도 갈 수 있는 곳이 많으므로 가벼운 마음으로 즐겨보자. 상쾌한 기분에 맥주 한잔 하거나 좋아하는 간식으로 요기까지 한다면 더할 나위 없을 것이다. 이렇게 30분 정도 여유 시간을 가짐으로써 피로에 지친 뇌를 달랠 수 있다.

퇴근 전 흑설탕을 먹는 것도 좋다. 흑설탕은 뇌에 유일한 에너지원인 포도당을 효율적으로 공급한다. 특히 두뇌를 사용하는 업무가 많은 날에는 뇌의 에너지가 부족해진다. 이때 흑설탕을 섭취하면 신속하게 흡수되어 뇌의 에너지원이 되고 뇌피로가 해소된다. 또 흑설탕은 질 좋은 단맛으로 배고픔으로 인한 초조함을 달래줘 퇴근할 때 먹으면 귀가하자마자 허겁지겁 식사를 하게 되는 일도 없어진다. 그대로 먹거나 홍차와 커피에 넣어 마셔도 좋다.

이처럼 일상에서 온오프 전환이 원활해지면 뇌피로가 쌓이지 않아 다음날 느끼는 피로도 확실히 줄 것이다. 각자 자신에게 맞는 방법을 찾아 실천하도록 하자.

⑧ 정보단식 시간을 가져라

과도한 정보가 뇌피로의 원인이 된다는 것은 1장에서 자세히 설명했다. 우리는 매일 수많은 정보가 넘치는 사회에서 살아간다. 인터넷에 접속하면 귀가 솔깃해지는 정보를 클릭 한 번으로 볼 수 있고 메일을 통한 정보 교환도 가능하다. 끊임없이 밀려드는 정보의 홍수 속에서 생활하고 있는 것이다.

이런 정보들은 인터넷에만 한정된 것이 아니다. 휴대전화, 텔레비전, 신문, 잡지 등도 마찬가지다. 극단적인 예로 지하철 안 곳곳에서 볼 수 있는 광고판이나 게시판에 있는 문자들도 모두 정보이다. 이렇게 정보들이 끊임없이 주입되는 이상 뇌피로에서 결코 벗어날 수 없다. 그래서 내가 추천하고 싶은 것이 정보단식이다. 텔레비전이나 라디오를 끄고 사용하지 않는 컴퓨터도 전원을 꺼 가능한 주변의 정보를 차단해보자.

만약 통근버스 안에서 눈에 들어오는 정보가 없으면 심심하다고 느낀다면 창밖으로 보이는 풍경을 바라본다거나 사람들을 관찰해보라. 나무와 꽃, 사람들의 복장 등을 관찰하고 있으면 사계절의 변화를 몸으로 직접 느낄 수 있고 설레는 마음에 기분이 즐거워진다. 휴일에는 신문을 펼치지 않고 텔레비전도 시청하지 않는다. 그리고 휴대전화도 없이 지내보는 것은 어떨까? 대신 자연이 충만한 공원으로 산책을 나가거나 앞서 소개한 '쾌락의 법칙'에 따라 자신이 기분 좋게 느끼는 일을 하는 것이다. 이렇게 하면 끊임없이 밀려드는 정보를 차단해 이성의 뇌에 부담을 확실히 줄일 수 있다.

그러나 간혹 "정보를 모르면 시대에 뒤떨어지지 않을까 걱정이야." 하고 오히려 스트레스를 느낄 수도 있다. 그러므로 정보단식을 할 때는 스트레스가 되지 않는 범위 내에서 하는 것이 중요하다.

정보에 의존해 생활하는 현대인들은 더 이상 눈으로 직접 보고 만지고 소리를 듣고 냄새를 맡고 혀로 맛을 보고 확인해서 사물을 판단하지 않는다. 덕분에 오감이라는 훌륭한 기능을 퇴화시키고 있다. 이를 막기 위해서도 정보단식을 꼭 실천해야 한다.

⑨ 항상 긍정적일 필요는 없다

최근 출판되고 있는 건강서들을 살펴보면 "건강해지려면 항상 긍정적으로 생각해야 한다."는 말을 많이 볼 수 있다. 건강 클리닉을 찾아오는 환자들도 그런 책들을 읽고 오는 사람이 많아서인지, 상담을 하기 시작하면 "선생님은 어떻게 항상 긍정적으로 생각하세요?" 하는 말을 많이 한다. 그리고 "저도 선생님처럼 긍정적으로 생각할 수 있도록 노력하겠습니다."라고 한다. 하지만 이런 말을 들으면 왠지 불안해진다. 왜냐하면 긍정적인 사람이 되기 위해서 노력해야겠다고 결심한 순간 그것이 뇌피로의 원인이 될 수 있기 때문이다.

뇌피로 증상이 있는 사람은 반드시 긍정적인 사람이 되어야 한다고 생각할 필요가 없다. 그보다 지금 자신의 상황을 냉정하게 받아들이는 것이 중요하다. 그리고 어떻게 생각하면 자신의 불만을 만족으로 바꿀 수 있을까 하고 고민하는 것이 바람직하다. 예를 들어 선(禪)의 가르침에도 있듯이 "지금 자신이 살아 있음에 감사한다.", "타인과 비교하여 저울질하지 않는다."는 자세를 가지는 것이 좋다. 어깨에 잔뜩 들어간 힘을 빼고 자연스럽게 살아가는 것이 최고의 건강법인 것이다.

⑩ 문제를 혼자서 해결하려 하지 마라

건강 클리닉에 찾아오는 환자를 상담하다가 아주 재미있는 사실을 발견했다. 보통 여자들은 단도직입적으로 자신의 비만을 해소하고 싶다고 상담을 한다. 반면 남자들은 아내에게 억지로 떠밀려오거나 마치 자신의 비만을 친구의 고민인양 상담하는 사람도 있다. 이처럼 남자들은 자신의 비만이나 건강에 대해 적극적으로 나서는 것을 부끄러워한다. 그리고 건강에 좋다는 것을 다른 사람에게는 비밀로 한 채 실행하고, 결과가 좋으면 그때서야 여기저기 자랑하고 추천한다.

남자들은 자신이 가장 소중하다고 생각함에도 불구하고 그것을 겉으로 잘 드러내지 않고 허세나 남의 말에 신경을 써서 마치 자신의 일은 뒷전에 두는 것처럼 가장하는 일이 많다. 자신이 건강하지 않으면 가족이나 주변 사람들에게 얼마나 폐를 끼칠지 생각하지 않고, 건강을 해치면서까지 자신을 희생해 일하는 것을 자랑스럽게 내보이고 싶은 것이다.

남자가 여자보다 수명이 짧은 것도 이런 원인이 작용하지 않나 싶다. 상담 환자들도 여자는 대부분 스트레스에 대해 직접적으로 언급하고 정면으로 부딪쳐 대응하려고 한다. 그러나 남자는 꾸물거리며 속 시원하게 터놓지 않는다. 좋은 것은 좋다고 하고 나쁜 것은 나쁘다고 표현하지 못하는 것은 스스로에게 자신감이 없다는 증거이다.

이런 남자들은 혼자 고민을 떠안고 다른 사람에게 의존하지 않으려는 경향이 있다. 그리고 스트레스가 뇌의 허용 범위를 넘어 폭발하는 일이 많다. 남자이기 때문에 힘든 일이 있을 때 혼자 견뎌야 한다는 생각을 하지 말고 신뢰할 수 있는 사람에게 솔직하게 터놓고 상담하는 것이 중요하다. 구체적인 해결책이 없어도 누군가에게 이야기를 터놓고 해보라. 기분이 한결 가벼워질 것이다.

뇌피로가
개선된 환자의 사례

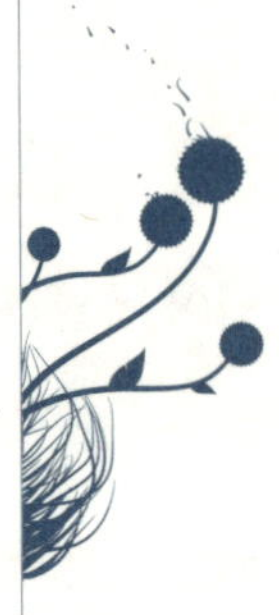

식사량이 저절로 줄어 당뇨병이 개선되었다

약 4년 전에 50세의 직장인 남자가 비만과 당뇨병으로 진찰을 받으러 온 적이 있다. 초진 때는 신장 176.8센티미터, 체중 101.3킬로그램, 체지방률 33.7퍼센트로 고도비만이었다. 혈액검사에서는 혈당치가 193mg/dl, 당뇨병의 기준이 되는 당화혈색소(HbA1c) 수치가 7.1퍼센트였다. 이밖에도 총 콜레스테롤이 231mg/dl, 중성지방은 255mg/dl로 당뇨병과 고지혈증에 지방간까지 있었다. 그리고 뇌피로 상태는 중등 정도였다.

그래서 쾌식요법을 처방했는데 2개월 후 혈당치가 286mg/dl로 상승했고 중성지방도 450mg/dl로 상승했으며 체중에는 변화가 없었다. 하지만 나는 쾌식요법을 꾸준히 지속시켰다. 그러자 반년 후 체중이 97.7킬로그램으로 감소했고 혈액검사에서는 혈당치가 106mg/dl로 거의 정상치가 되었다. 그리고 당화혈색소도 6.1퍼센트로 감소했으며 중성지방은 첫 진료 시와 비슷한 253mg/dl였다.

이 환자는 현재도 성실하게 클리닉에 다니고 있는데 체중은 76킬로그램이며 혈당치도 정상치인 92mg/dl가 되었다. 당화혈색소 역시 4.7퍼센트로 정상으로 되돌아왔으며 중성지방은 61~80mg/dl 전후이다.

그는 쾌식요법을 하면서 식사량이 저절로 줄었고 항상 건강에 좋은 식재료를 찾아 먹는다. 이렇게 뇌피로가 해소되면 건강에 좋은 식재료를 일부러 가르쳐줄 필요가 없다. 스스로 몸이 원해서 찾기 때문이다. 이는 미각과 식욕중추가 정상으로 회복됐다는 증거다.

당뇨병 스트레스가 사라졌다

"현재의 건강을 오랫동안 유지하고 싶어요." 하고 상담을 요청한 77세 할머니가 있었다. 당뇨병을 앓고 있었으나 의사와 영양사의 지시를 충실하게 지켜 식사요법이나 운동을 꾸준히 실행하는 모범적인 환자였다. 체중도 잘 유지해 피하지방이 정상 범위에 있었다. 이런 관리는 더 이상 당뇨병을 악화시키지 않겠다는 굳은 결심에서 나온 것이다.

이런 환자는 당뇨병을 앓고 있기는 해도 건강에 있어서는 특별히 지도할 것이 없어 보인다. 하지만 "요즘 식사를 준비하는 게 싫어졌어요."라는 할머니의 말 한 마디가 신경이 쓰였다. 할머니는 항상 칼로리와 영양적인 균형에만 신경을 썼기 때문에 좋아하고 맛있는 음식을 만드는 기쁨과 그것을 먹는 즐거움을 잃어버린 상태였다.

요즘 서점에 가면 수많은 건강 서적을 만날 수 있다. 그중에서도 유난히 식사에 관한 내용을 담은 책들이 많다. 하지만 대부분은 칼로리나 영양적인 균형에만 초점이 맞춰져 있고 암 등의 질병에 걸리지 않기 위한 메뉴만 수두룩하다.

식사는 칼로리나 균형이 아니라 문화 그 자체다. 비만을 단순히 과식과 운동부족만으로 바라보면 그 치료는 다이어트와 운동요법이 전부가 될 것이다. 하지만 그 결과 생기는 스트레스는 어떻게 할 것인가. 비만은 해소할 수 있어도 스트레스 때문에 결코 건강해질 수는 없을 것이다.

진정한 건강을 실현하려면 만족감을 느낄 수 있어야 한다. 비만이나 생활습관병을 뇌의 피로 때문이라고 보는 것도 이런 이유에서다. 뇌에는 식욕을 컨트롤하는 중추나 자율신경, 호르몬 등이 있으며 그 중추를 컨트롤하는 것이 대뇌이다. 뇌에서 식사에 대한 만족감을 느끼지 않으면 다이어트는 건강을 해칠 뿐이다.

식사를 하나의 식문화로 바라보고 뇌가 만족하는 식사를 해야 스트레스를 느끼지 않고 비만도 해소할 수 있다. 또 생활습관병을 개선해 진정한 건강을 얻을 수 있다.

내가 당뇨병을 앓고 있는 할머니에게 "식사는 생활 속에 존재하는 문화입니다. 맛있는 식재료로 맛있는 식사를 준비하시고 드실 때는 항상 즐겁게 드세요."라고 하자 눈을 반짝이며 얼굴이 금세 환해졌다. 그 눈빛이 바로 진정한 건강을 의미하는 것이다.

'정상수치 증후군'에서 해방되었다

66세의 한 할아버지가 운동 상담을 하기 위해 건강 클리닉을 방문했다. 그런데 검사를 할 때마다 항상 "정상수치인가요?" 하고 질문을 했다. 그는 심리테스트에서도 완벽에 가까운 결과가 나왔고 수면, 휴식, 운동, 생활태도 등 어느 것 하나 흠잡을 데 없는 생활을 하고 있었다.

하지만 나는 할아버지가 정말 건강한지 불안했다. 그래서 정상수치라는 것이 무슨 의미를 갖는 것인지 다시 생각해볼 필요가 있었다. 예를 들어 혈압을 살펴보자. 혈압은 항상 변하며 심호흡 전후로는 10mmHg 정도의 변화가 있을 수 있다. 그리고 연령에 따라서도 달라진다.

현재 고혈압으로 진단을 내린다고 해보자. 그러나 그 수치는 그 이상 혈압이 높으면 위험해질 수 있다는 가능성을 나타내는 평균 수치일 뿐이다. 또 혈압이 낮다고 무작정 괜찮은 것도 아니다. 혈압이 정상이라도 혈중 콜레스테롤이 높거나 혈중 콜레스테롤이 정상이어도 동맥경화에 걸릴 위험이 있다.

이처럼 정상수치라고 해서 반드시 건강한 상태라고는 할 수 없다. 전형적인 예가 바로 인간독(人間dock : 표면상으로 뚜렷한 질병의 증세 없이 건강하게 생활을 영위하고 있는 사람에게 실시하는 준정기적인 종합검진 - 옮긴이)이다. 인간독에서의 검사가 정상이었다고 해서 건강하다고 생각하는 것은 큰 잘못이다. 단지 질병이 발견되지 않은 것뿐이며 정상수치와 건강은 크게 상관이 없다.

이 환자와 같이 정상수치에 집착하는 것 자체가 이미 정신적으로 건강한 상태가 아닌 것이다. 더구나 모든 사람들에게 공통적으로 적용할 수 있는 정상적인 상태란 존재하지 않는다. 건강도 개인에 따라 다른 것처럼 각 개인의 정상수치도 달라지는 것이다.

"결점이 있는 사람일수록 매력적이고 인간적입니다. 완벽한 사람은 투명한 유리처럼 약하고 깨지기 쉽죠. 조금만 여유를 갖고 생활하시면 새로운 세계가 보일 겁니다."

이렇게 조언을 하자 빈틈없이 강인해 보이기만 하던 할아버지의 표정 속에서 온기가 느껴졌다. 나는 그때부터 이런 사람을 '정상수치 증후군'이라고 부른다.

금주 해금으로 스트레스가 해소되었다

건강 클리닉에 당뇨병 증상으로 자주 진찰을 하러 오던 63세의 할아버지가 있었다. 그는 영양사로부터 식사 칼로리에는 문제가 없지만 알코올 섭취량이 너무 많다는 지적을 받았다. 그래서 어떻게 해서든 알코올 섭취량을 줄여 전체적인 섭취 칼로리를 줄이고 싶은 마음에 건강 클리닉을 찾아왔다.

검사 결과 특별히 나쁜 부분은 없었고 심리테스트 결과도 상당히 좋았으며 신체 형태 측정에서도 특별한 이상이 없었다. 성실한 분으로 당뇨병에 관해서도 의사가 주의한 것을 잘 지키고 있었고 혈당치도 잘 조절하고 있었다. 매일 산책하는 것도 잊지 않았으며 한동안 헬스클럽에도 다녔다고 한다.

많은 사람들이 건강해지기 위해 다양한 노력을 하고 있다. 사람에 따라 다이어트를 한다거나 건강기구를 구입하기도 하고 헬스클럽에 다니면서 운동도 한다. 건강에 좋은 것은 무엇이든 시도해보는 것이다. 건강하다는 것은 분명 좋은 일이다. 그러나 그것이 지나쳐 다른 모든 것을 희생하면서까지 건강해지려는 사람은 문제가 있다.

최근에는 삶의 질이 중시되어 고령자들의 건강과 생활습관병 예방이 강조되고 있다. 그 결과 이 할아버지처럼 많은 사람들이 알코올 섭취량이 많다며 줄이라는 조언을 받고 있다. 그는 40년 이상 저녁에 반주를 즐겨왔으며 그것이 유일한 낙이라고 했다.

"반주가 몸에 좋은 건 아니지만 굳이 자제하실 필요는 없습니다. 그대로 반주를 계속 즐기세요. 금주를 한다고 반드시 건강한 인생을 사는 건 아니니까요."

이렇게 조언을 하자 할아버지는 편한 미소를 짓고 귀가했다.

안정적으로 여유 있게 나이를 먹는 것이 가장 바람직한 삶이 아닐까 하는 생각이 든다. 건강은 인생의 목적이 아니라 수단에 지나지 않는다. 왜냐하면 우리가 건강해지기 위해 태어난 것은 아니기 때문이다.

죽음에 대한 공포가 사라지고 웃음을 되찾았다

건강을 생각할 때 단순히 신체의 증상에만 신경을 쓰면 함정에 빠진다는 것을 깨닫게 해준 일이 있었다. 45세의 회사원이 심장의 두근거림과 두통, 복부 압박감 등의 증상과 함께 밤에 목이 말라 걱정이라며 내원을 했다. 다른 검사에서는 아무런 이상이 없다고 했다. 하지만 증상이 호전되지 않아 내원을 한 것이다.

검사 결과 약간의 운동부족이었고 지구력도 다소 부족했으며 기분전환을 잘 하지 못하는 것으로 나타났다. 한편 심리테스트에서는 신체에 다양한 증상이 나타나기 쉬운 타입으로 불안, 불면, 활동성이 적은 경향이 있다는 것을 알 수 있었다.

몸에 특별한 이상이 발견되지 않는 이상, 스트레스로 인한 자율신경실조증으로 진단이 내려질 수 있는 상황이었다. 하지만 그는 회사,

가정 모두 문제가 없었고 오히려 가족에 대한 애정이 매우 깊었다. 흔히 말하는 스트레스가 원인이 아닌 것이다.

그러나 이야기를 나누다보니 가족에 대한 넘치는 사랑이 문제였다. 반년 전 가까운 친척 한 사람이 죽은 후부터 이런 증상이 나타났기 때문이다. 만약 자신이 죽으면 가족은 어떻게 될지, 그리고 아내가 죽으면 또 어떻게 해야 할지 무섭고 걱정이 되기 시작했다고 한다. 처음으로 죽음을 의식한 결과 증상이 나타난 것이다.

최근 죽음이 화제가 되는 경우가 많다. 대부분의 사람들이 터부시해왔던 죽음을 정면에서 바라보게 된 것은 아주 바람직한 일이다. 죽음과 건강은 큰 관계가 없다고 생각하겠지만 사실 건강의 뒤편에 죽음이 존재한다는 것을 인식해야 한다.

건강한 삶의 종점은 죽음이다. 죽음을 고려하지 않은 건강은 실현되지 않는 것이다. 건강하게 살고 건강하게 죽는 것은 건강의 영원한 주제이기도 하다. 건강하게 죽는 것이 건강한 삶의 방법 중 하나이기 때문이다. 이런 관점에서 죽음을 바라보고 유서를 써보라는 조언을 했다. 그러자 처음으로 웃음을 지어보였고 그 후로 그의 증상은 말끔히 사라졌다.

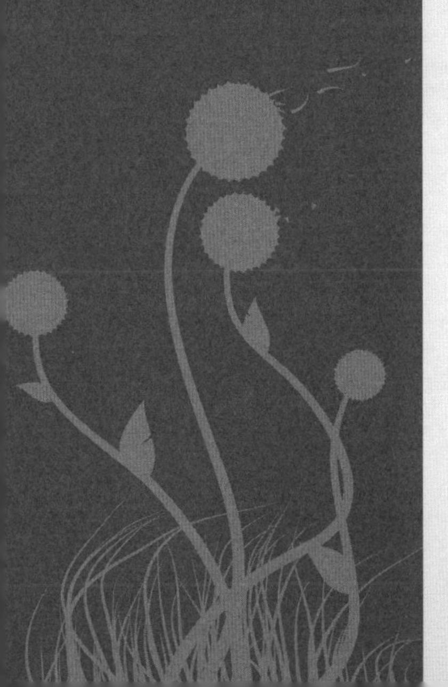

대사증후군
탈출법

음식 조절로는
대사증후군을 치료할 수 없다

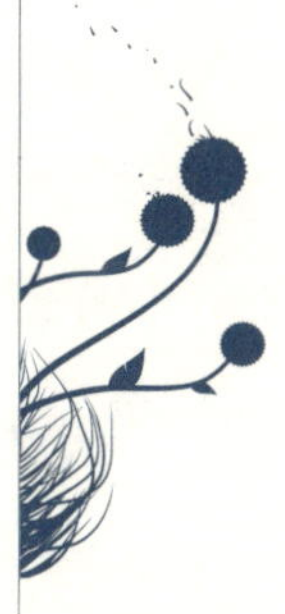

　1장에서 식사를 제한하는 것이 뇌피로를 일으킨다고 설명했다. 이번 장에서는 또 다른 위험 요인을 살펴보려고 한다. 흔히 살을 빼려면 먼저 음식의 칼로리를 조절한다. 그러나 이는 오히려 지방이 잘 연소되지 않는 '초절전' 신체를 만든다.

　초절전 신체란 구체적으로 어떤 상태를 말하는가? 식사를 제한하면 기존의 식사량에 비해 섭취 에너지가 줄어들게 된다. 그럼 대뇌는 기아가 발생했다고 착각해 그 정보를 간뇌로 보내고 그 정보를 받은 간뇌는 다시 '기아 발생!'이라는 신호를 내장기관에 보낸다. 그 결과 내장기관에서는 기아 상태를 견뎌내기 위해 보통 때보다 더 많은 영양을 흡수하려고 한다.

또 기아 상태라고 착각한 간뇌가 자율신경이나 호르몬에 작용해 대사율을 낮춘다. 언제든지 기아가 발생해도 살 수 있도록 지방을 많이 저축해두는 것이다. 즉, 먹는 양이 적어도 살아갈 수 있도록 뇌의 명령이 대비를 해두는 것이다. 이는 사람이 생명을 유지하기 위한 기본 능력이다.

기아 상태가 발생했다는 정보는 간뇌에서 식욕중추에 있는 섭식중추에도 전달된다. 그럼 섭식중추는 "공복이므로 더 먹어야 해!" 하고 명령을 내린다. 그래서 먹고 싶은 생각이 없는데도 식욕이 더 생겨 자신도 모르게 많이 먹게 되는 것이다. 극단적인 식사제한 다이어트는 요요현상의 원인이 되는데 다이어트 전보다 더 살이 찌는 것도 이런 뇌의 메커니즘 때문이다.

기존의 칼로리 제한 방법은 단순히 칼로리 섭취량과 연소만 생각한 것이다. 다시 말해 두뇌의 기능을 완전히 무시한 이론이다. 그렇기 때문에 식사 제한으로 살을 빼기 위해서는 엄청난 의지가 필요하다.

식사 제한을 할 때 몸의 상태

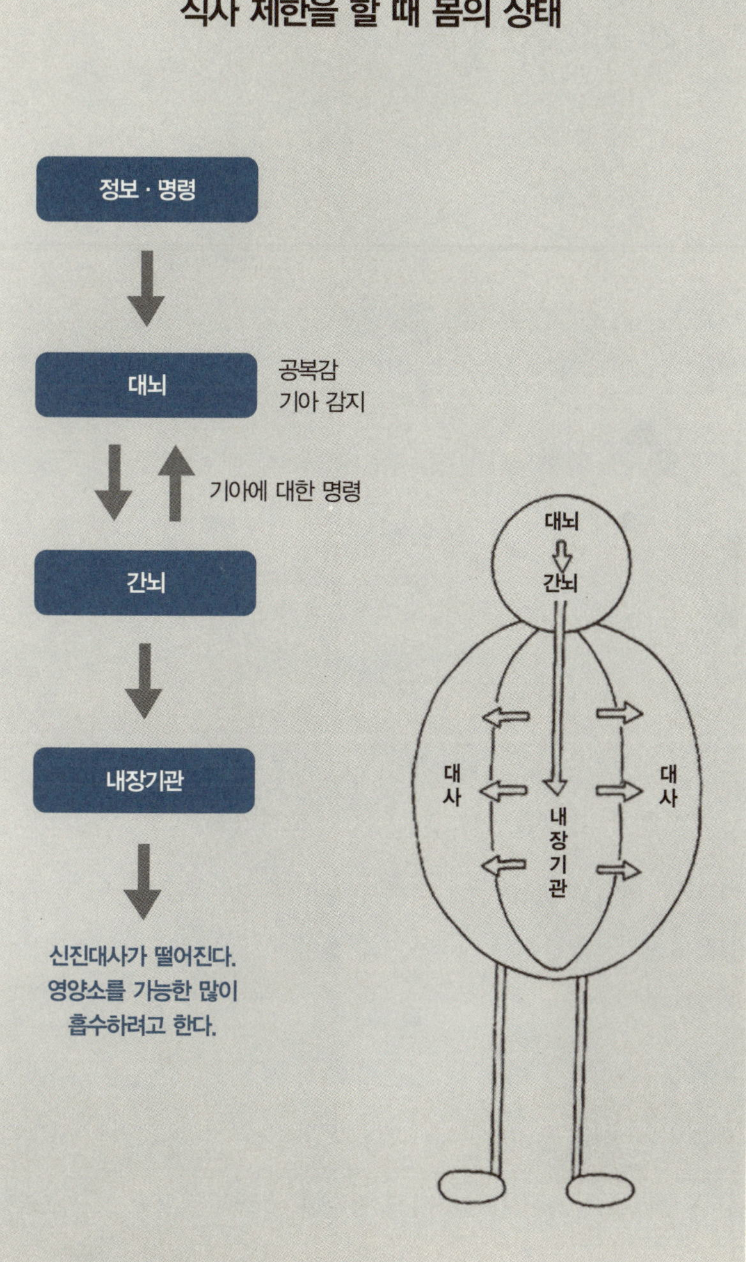

대사증후군은
뇌가 문제다

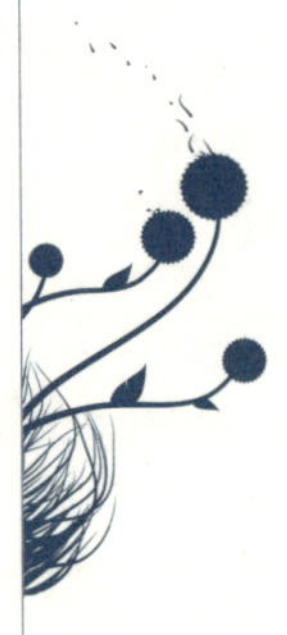

　지금까지 대사증후군이나 생활습관병을 예방하고 건강을 유지하려면 뇌피로와 연관해 생각해야 한다고 말했다. 예를 들면 편식, 불규칙한 생활, 피로감, 어깨결림, 비만, 고지혈증, 고혈압, 당뇨병 등이 있다. 하지만 대사증후군의 원인은 뇌에 있기 때문에 뇌피로를 치료하지 않는 한 단순히 대증요법에 그치게 되어 근본적인 치료를 할 수 없다.

　예방의학적으로 봤을 때 칼로리 제한과 운동요법으로 체중을 조절할 수는 있다. 그러나 비만치료는 불가능하다는 것이다. 예를 들어 설사로 병원에 가서 대장검사를 했는데 이상이 없으면 보통 스트레스성이라는 진단이 내려진다. 그러나 의료적으로 스트레스는 치료가 되지 않는다.

검사에서 이상이 발견되지 않으면 의사는 손을 쓸 수 없다. 아직까지 고지혈증, 고혈압, 당뇨병을 고친 의사는 없다. 단지 혈중 콜레스테롤을 낮출 뿐 고콜레스테롤혈증을 치료하지는 못한 것이다. 약으로 혈압을 낮추는 것이 고혈압 치료라고 할 수는 없다. 당뇨병 전문의 역시 혈당치를 조절할 뿐이며 당뇨병을 치료한 의사는 아직 없다. 대증요법의 영역을 벗어나지 못했기 때문에 발생하는 현상이다.

뇌피로를 해소함으로써 모든 것이 좋아지는 것은 아니지만 80퍼센트 정도는 개선할 수 있다. 상처를 덮는다고 해서 곧바로 출혈과 통증이 가시는 것은 아니다. 상처 치료에 시간을 들이듯 우리의 신체도 긴 세월에 걸쳐 점차적으로 변한다는 것을 깨달아야 한다.

뇌피로를 해소해
근본적인 문제를 해결하라

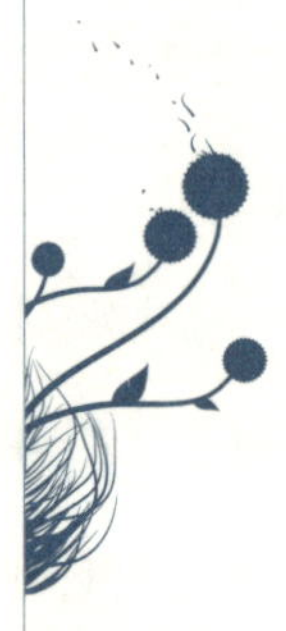

일반적으로 대사증후군은 낫기 어렵고 완치 불가능한 질병이라고 말한다. 기존의 식사 제한이나 운동요법과 같은 방법으로는 앞에서도 설명했듯 아주 강한 의지로 평생 노력해야만 나을 수 있다. 그래서 이런 말들이 나오는 것이다.

나는 학회에서 발표한 것처럼 뇌피로를 해소하면 더 간단하고 빨리 대사증후군을 치료할 수 있다는 것을 검증하기 위해 실제 건강 클리닉에서도 활용하고 있다. 왜냐하면 뇌피로를 해소해 비만과 고지혈증을 극복하고 건강한 신체를 되찾은 경험을 내가 직접 체험했기 때문이다. 그것도 겨우 반년이라는 짧은 기간에 말이다. 산부인과에서 밤낮으로 근무를 하면서 틈틈이 헬스클럽에 다니고 격렬한 운동을 해야 했던 때가 마치 거짓말처럼 느껴진다. 200mg/dl에서 멈추었던 중성지방 수치가 정상수치 범위 이내인 80mg/dl까지 떨어졌을 때의 기쁨을 결코 잊을 수 없다.

사실 뇌피로를 해소하는 가장 효과적인 방법은 '먹는 것'이다. 왜냐하면 '먹는 것'은 사람이 살기 위해 필요한 본능이며 더불어 가장 강력한 본능이기 때문이다. 따라서 날씬해지고 싶다면 먹는 것을 자제하지 말고 오히려 좋아하는 것을 먹고 싶은 만큼 만족할 때까지 먹어야 한다.

만족할 때까지 먹으라고 하면 "살을 빼려면 섭취하는 에너지를 줄여야 하잖아요." 하고 구닥다리 다이어트 상식을 내세우며 걱정을 할 수도 있다. 하지만 식사량이 많아서 살이 찌는 것보다 만족할 때까지 먹어서 얻어지는 충족감이 뇌피로를 해소해 살이 빠지는 효과가 훨씬 크다. 이것은 나의 체험으로도 검증된 사실이다.

지금까지 알고 있던 대사증후군 치료법은 근본 원인인 '뇌피로'를 간과하고 그 결과 발생하는 대사증후군만을 치료하려는 다이어트 방법이었다. 이는 강물의 상류가 오염되었는데도 하류만 맑게 하려고 안간힘을 쓰는 것과 같다. 예를 들어 칼에 베인 상처가 있다고 하자. 그 결과 출혈과 통증이 발생한다. 여기에서 출혈과 통증은 상처에서 나온 증상이다. 이와 마찬가지로 대사증후군 또한 뇌피로에서 생기는 결과인 것이다. 지혈이나 진통제를 맞아도 상처가 그대로라면 증상이 재발할 것이다. 하지만 상처를 아물게 하면 출혈과 통증 모두 없앨 수 있다.

기존의 다이어트 방법은 체중만 조절할 뿐 대사증후군을 치료해주지는 않는다. 그렇기 때문에 제대로 성공할 수 없었던 것이다. 하지만 뇌피로를 해소해 근본적인 문제를 해결하는 다이어트 방법이라면 대사증후군을 확실히 치료할 수 있다.

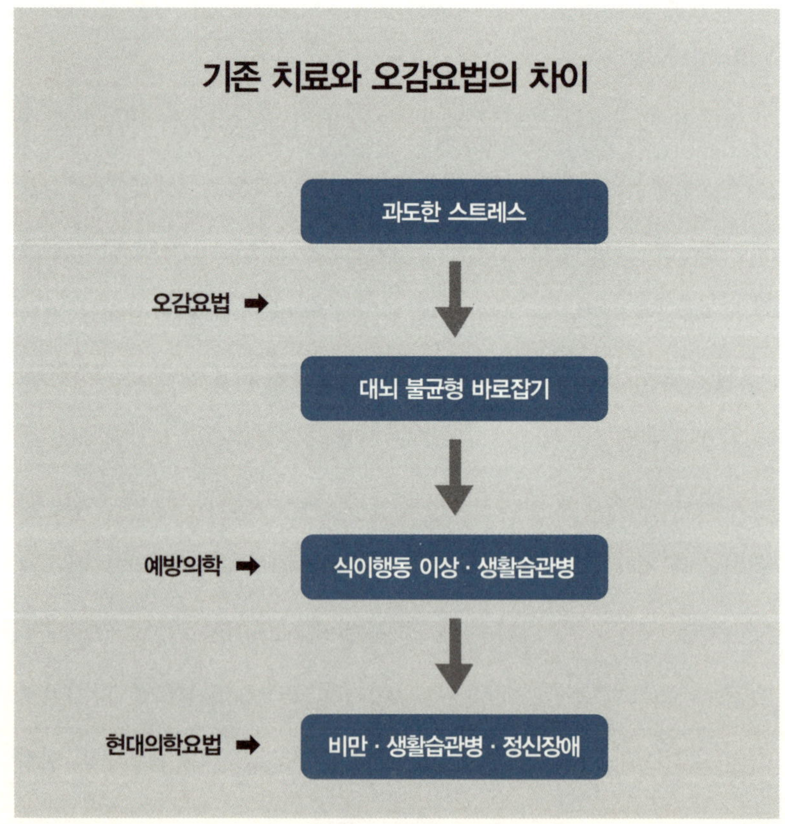

성공률 97.7퍼센트의 쾌식요법

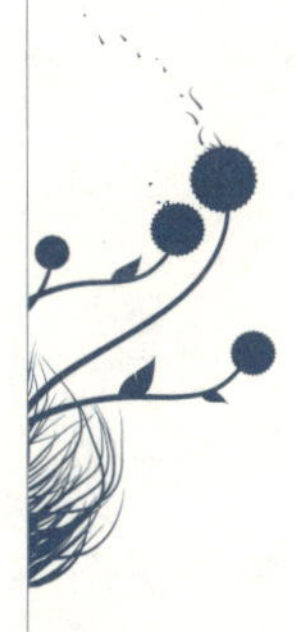

뇌피로로 인해 발생하는 대사증후군을 치료하는 효과적인 식사법인 '쾌식요법'에 대해 알아보자. 이는 실제 건강 클리닉에서 실시하고 있는 방법으로 기존의 비만치료에서 쾌식요법으로 전환하자 다이어트 성공률이 97.7퍼센트로 향상되었다.

쾌식요법이 기존의 비만치료와 크게 다른 점은 비만이나 생활습관병을 고치는 것이 아니라 뇌피로를 직접 치료한다는 것이다. 뇌 프로그램을 정상적으로 되돌림으로써 뇌가 비만이나 생활습관병을 개선하도록 만드는 것이다. 그렇기 때문에 쾌식요법은 단순히 살을 빼기 위한 방법이 아니라 건강해지는 방법이라고 할 수 있다.

뇌 프로그램이 정상으로 돌아오면 왜 살이 빠질까? 뇌피로 때문에 헝클어졌던 포만중추가 정상적으로 기능하기 때문이다. 그렇게 되면 충분한 양을 먹었을 때 뇌가 "영양소는 이것으로 충분하므로 더 먹지 마라." 하고 올바른 명령을 내린다. 그래서 자신에게 맞는 식사량으로도 만족하게 되고 저절로 먹는 양이 줄어든다.

만약 과식을 했다고 해도 간뇌에서 내장기관에게 "영양 흡수를 멈춰라." 하고 명령을 내리기 때문에 불필요한 것은 배출하게 된다. 또 각자에게 맞는 적당한 체중을 유지하게 하고 살이 찌는 일도 없어진다. 게다가 뇌 프로그램이 정상이 되면 잃어버렸던 미각을 되찾게 된다. 미각이 회복되면 단 음식이나 기름진 음식만 먹으려는 욕구가 없어진다. 그리고 의식하지 않아도 저절로 영양적으로 균형적인 식사를 하게 된다. 자연계의 동물은 몸에 독이 되는 것은 먹지 않는다. 설사 먹게 되어도 구토나 설사로 배출한다.

뇌피로가 해소되기 시작하면 행동에도 변화가 생긴다. 특히 운동이 하고 싶어진다. 다이어트 때문에 의무감으로 운동을 할 때는 생각만큼 살이 잘 빠지지 않는다. 하지만 "몸을 움직이고 싶어.", "운동하는 게 즐거워." 하며 운동을 하는 사람은 건강도 유지하고 쉽게 살도 뺀다. 운동으로 체중이 감소하는 것에 쾌감을 느끼는 사람도 운동에 몰두하게 되어 계속 살이 빠진다. 이는 식사를 만족할 때까지 먹는 것과 마찬가지로 운동으로 충족감을 얻어 뇌피로가 해소되기 때문이다.

운동으로 건강해지는 것이 아니라 건강해졌기 때문에 운동이 하고 싶어지는 것이다. 감기에 걸려 골골거리는 아이에게 "건강해지려면 운동을 해야지."라고는 하지 않을 것이다. 감기가 다 나으면 아이들은 활기차게 뛰어놀기 마련이다. 이처럼 뇌 프로그램이 정상으로 돌아오면 우리 몸은 저절로 살이 빠지는 쪽으로 작용한다.

쾌식요법은 뇌피로를 근본부터 해결해주므로 그동안 숱한 다이어트에서 경험했던 요요현상 역시 걱정하지 않아도 된다. 정상적인 명령을 내리는 뇌는 몸을 건강한 방향으로 인도해 늘 활기 넘치는 생활을 할 수 있도록 도와줄 것이다.

예전에는 식사를 단순한 에너지 섭취와 영양공급의 수단으로 여겼던 사람들도 쾌식요법을 통해 뇌피로가 해소되자 식사를 인생의 일부로 받아들이고 즐기게 되었다. 나는 그 모든 결과를 아래와 같이 건강 클리닉에서 직접 확인하고 있다.

"밥이 너무 맛있어요."

"식사 시간이 가장 즐거워요."

"요리하는 게 즐거워졌습니다."

동양인들은 아주 오래전부터 풍부하고 질 좋은 식문화를 형성해

왔다. 온난하고 비도 많이 내려 식물이 잘 자라고 계절마다 곡물이나 채소, 과실을 수확하여 풍부한 식재료를 얻을 수 있기 때문이다. 식사는 이런 자연의 혜택과 사계절의 변화를 오감으로 즐기는 '문화'이다. 쾌식요법을 실천함으로써 이 점을 꼭 깨달았으면 한다. 어렵게 생각할 필요는 없다. 식사, 즉 삼시세끼를 맛있고 즐겁게 먹고 본능의 뇌를 기쁘게 하면 되는 것이다.

쾌식요법은 머리로 이것저것 생각하는 것이 아니다. 이성이 아닌 본능으로 실제 체험해보는 것이 중요하다. 이성의 뇌를 쉬게 하고 본능의 뇌를 일깨우는 것이 목적이기 때문이다. 단, 이 방법은 의문이나 의심이 가는 상태에서 시작해서는 안 된다. 그렇게 시작하면 뇌가 살이 찌는 프로그램이 되기 때문이다. 따라서 "그래, 한번 해보는 거야!" 하고 생각해야 좋은 결과를 얻을 수 있다.

쾌식을 했을 때 몸의 상태

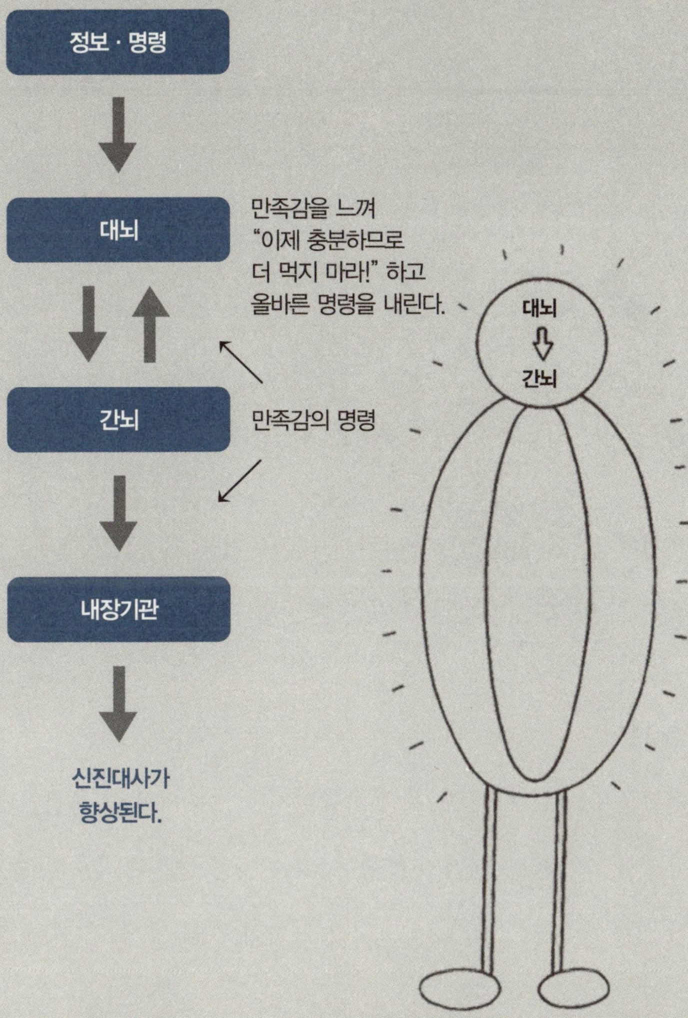

자신에게 맞는 식사량만으로 충분히
만족하게 되고 저절로 먹는 양이 줄어든다.

쾌식요법으로
10킬로그램 감량!

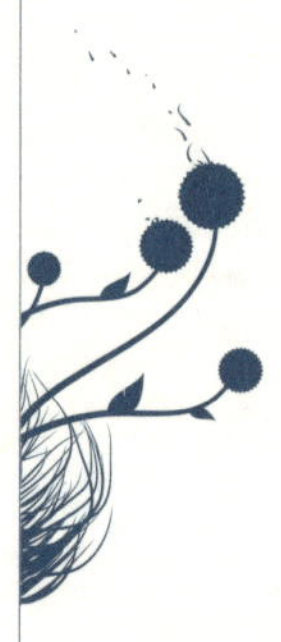

　예전에 한 텔레비전 방송국에서 쾌식요법을 특집으로 20회 이상 방송한 적이 있다. 일반인 중 뚱뚱한 사람 3명을 출연시켜 쾌식요법을 지도한 후 2개월 동안 몇 킬로그램을 감량했는지 소개하는 특집 방송이었다.

　대부분 3킬로그램 정도 체중이 줄었지만 그중에서 한 사람만 살이 빠지지 않아 방송에 나가지 못했다. 그는 전문 성우로 맥주와 불고기를 좋아해서 자주 동료들과 고깃집에 들러 먹고 마시는 사람이었으며 뇌피로는 중간 정도였다.

　처음에는 부인과 함께 와서 쾌식요법을 지도받았는데 맥주와 육

	2001년 11월 12일	2002년 1월 12일	2002년 3월 29일	2002년 7월 13일
체중	89.6kg	91.9kg	85.1kg	81.2kg
체지방율	31.3%	33.4%	30.1%	28.3%

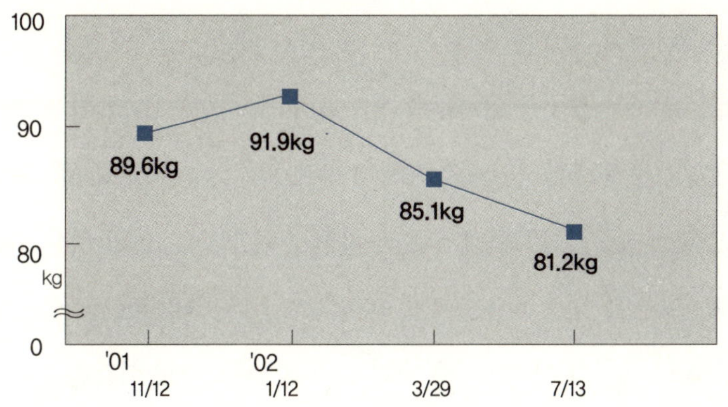

식을 제한하지 않는다는 말에 놀라면서 매우 기뻐했다. 방송국은 2개월 후에 체중이 감량된 상태를 취재하기 위해 클리닉을 찾았다. 그러나 체중 89.6킬로그램이었던 그는 오히려 2.3킬로그램이 증가해 91.9킬로그램이 되어 있었다. 체지방율도 31.3퍼센트에서 33.4퍼센트로 높아졌다. 덕분에 그 기획은 실패로 돌아갔고 방송은 내보낼 수 없었다.

하지만 그는 의욕을 잃지 않고 계속해서 쾌식요법을 실천했다. 그결과 체중이 무려 10킬로그램이 줄어 81.2킬로그램이 되었다. 체지방율도 28.3퍼센트로 크게 감소했다. 그리고 "마시는 맥주의 양이 줄었어요. 고기도 별로 먹고 싶지가 않고 오히려 채소를 더 많이 먹고 있어요."라며 기뻐했다.

그의 중성지방은 처음에는 120mg/dl로 정상이었는데 살이 쪘던 2개월 후에는 206mg/dl로 상승했었다. 그러나 반년 후에는 69mg/dl까지 떨어졌다. 그리고 그에게 더 이상 뇌피로는 존재하지 않는다.

체중과 체지방율은 뇌피로의 척도이다. 뇌피로가 심한 경우 쾌식요법을 실천하면 일시적으로 체중이 늘게 되지만 뇌피로가 해소되어 뇌 프로그램이 정상화되면 체중은 저절로 감소한다. 반면 마른 사람이 쾌식요법을 실천하면 체중이 늘어나게 된다. 쾌식요법은 살을 빼는 요법이 아니라 어디까지나 뇌피로를 해소함으로써 사람을 건강한 상태로 회복시켜주는 방법이다. 다시 말해 뇌가 체중, 혈액 모두를 건강하게 만들어주는 것이다.

쾌식요법이
업무효율을 높인다

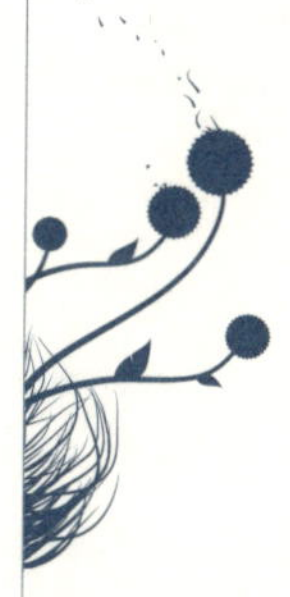

　예전에 한 유명 전기회사의 건강조합을 대상으로 쾌식요법을 지도한 적이 있다. 매년 10차례의 건강교육과 당뇨병 환자의 생활지도 등을 담당했는데 처음에는 특별한 성과가 없었다. 그러던 중 건강보험조합의 관계자들이 쾌식요법을 시범적으로 실천해보기로 했다.

　첫 해에는 10차례의 건강지도 중 3차례만 쾌식요법을 지도했다. 먼저 40~50명의 생활습관병을 앓고 있는 직원을 대상으로 1~2시간 정도 뇌피로와 쾌식요법을 지도한 후 한 사람 당 15분 정도의 개인면담을 실시했다. 그런 다음 각 부서의 보건사에게 1년 동안 지도를 하도록 했다.

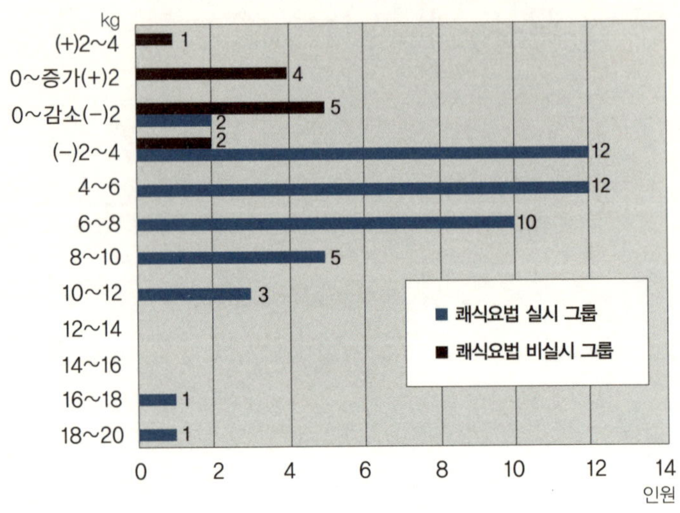

그러자 첫 해부터 좋은 결과가 나타났다. 1년 동안 쾌식요법을 실시한 사람들의 체중이 2~8킬로그램 정도 감소한 것이다. 그중에는 10~20킬로그램이나 감소한 사람도 있었다. 반면 쾌식요법을 실시하지 않은 사람들의 대부분은 체중이 증가했다. 보건사의 지도가 큰 역할을 했겠지만 무엇보다 쾌식요법을 즐겁게, 그리고 큰 어려움 없이 실천할 수 있다는 사실이 입증되어 기뻤다.

그 후 3년 동안 나는 계속 쾌식요법을 지도했다. 그 결과를 통계치로 살펴보았더니 체중, 혈압, 콜레스테롤, 중성지방, 혈당치, 당화혈색소 모두 매년 감소한 것으로 나타났다. 게다가 간 기능도 개선되고 운동을 권하지 않았음에도 불구하고 HDL(고밀도 콜레스테롤) 수치가 상승했다.

건강보험조합 직원들의 보고에 따르면 쾌식요법을 실시한 직원들의 업무 효율도 크게 향상되었다고 한다. 이렇게 쾌식요법은 심리적인 개선도 꾀할 수 있다.

쾌식요법의 5가지 효과

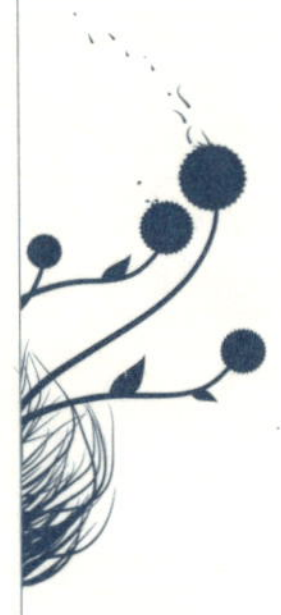

학회에서 논문으로 발표한 통계를 바탕으로 쾌식요법의 5가지 효과를 설명하려고 한다.

첫 번째, 지방만 쏙쏙 빼준다

기존의 칼로리 제한 다이어트는 지방이 빠지기 전에 근육이 가늘어진다는 단점이 있다. 그 결과 지방만 남고 근육은 없어 지방을 지탱하지 못하게 된다. 급격한 다이어트를 하고 나면 주름이 많아지는 것도 이런 이유에서이다.

쾌식요법은 칼로리 제한을 하는 것이 아니라 뇌피로를 치료하는

각 비만 치료 그룹의 체지방율 변화
(mean±SD 유의차 1% 이하)

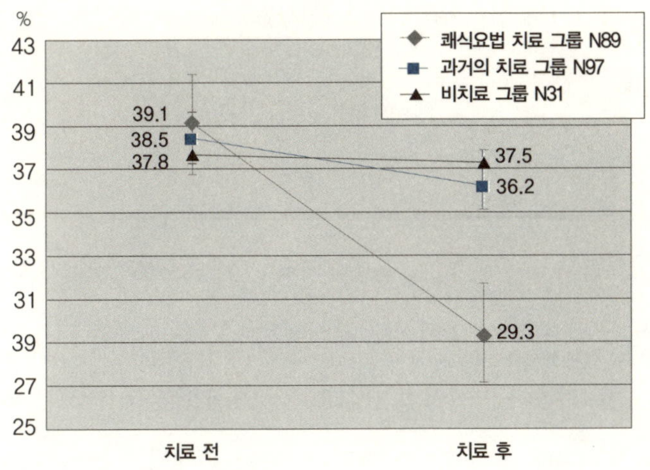

각 비만 치료 그룹의 체중 변화
(mean±SD 유의차 1% 이하)

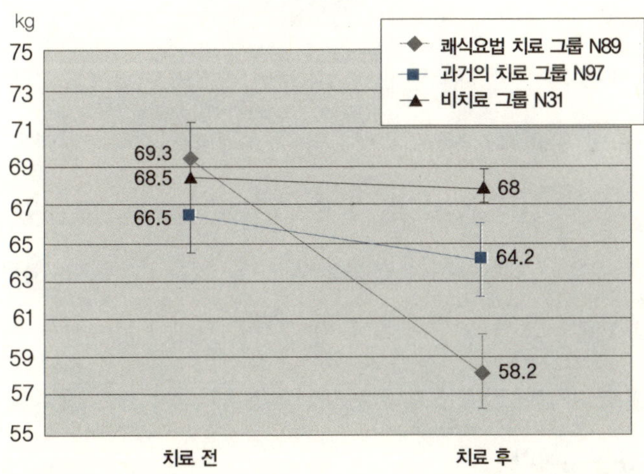

것이다. 따라서 지방만 감소하게 된다. 덕분에 피부가 탄력을 잃고 주름이 생기거나 하는 일이 없고 겉보기에도 젊고 날씬한 체형을 얻을 수 있다.

두 번째, 살이 빠져도 체력은 그대로 유지시킨다

쾌식요법으로 살이 빠져 몸집이 작아졌다고 해도 체력까지 떨어지는 일은 없다. 이는 앞에서도 설명했듯이 근육의 양은 유지하기 때문이다. 또 기존의 다이어트 방식으로는 유산소 운동을 하면 최대산소섭취량(지구력 지수)이 떨어지는데 쾌식요법에서는 반대로 상승한다는 보고가 있다.

세 번째, 각종 검사 결과가 개선되었다

학회에서 논문 발표한 통계를 살펴보면 과거의 비만치료 그룹에 비해 체중 및 총콜레스테롤, 중성지방이 효과적으로 감소했다는 것을 알 수 있다. 또 HDL은 과거의 방식으로는 운동을 해야만 높일 수 있는데, 쾌식요법 그룹에서는 운동을 하지 않고도 상승했다. 혈당치도 과거의 치료 그룹보다 눈에 띄게 떨어졌다. 그래서 고지혈증, 당뇨병을 비롯한 다양한 생활습관병을 개선하는 데 있어 높은 효과를 기대할 수 있는 것이다.

각 비만 치료 그룹의 총콜레스테롤
(mean±SD 유의차 1% 이하)

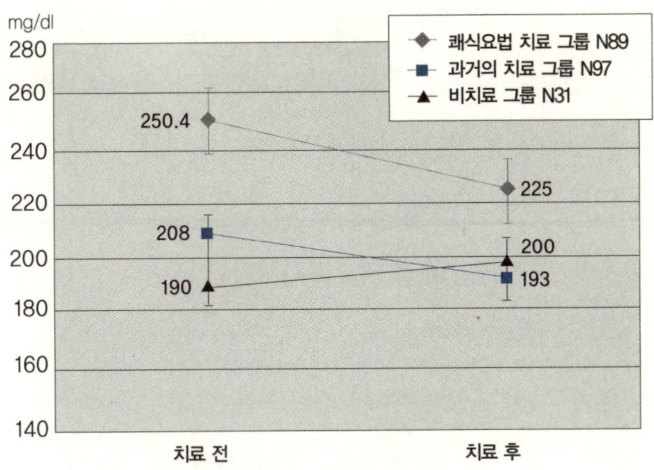

각 비만 치료 그룹의 HDL
(mean±SD 유의차 1% 이하)

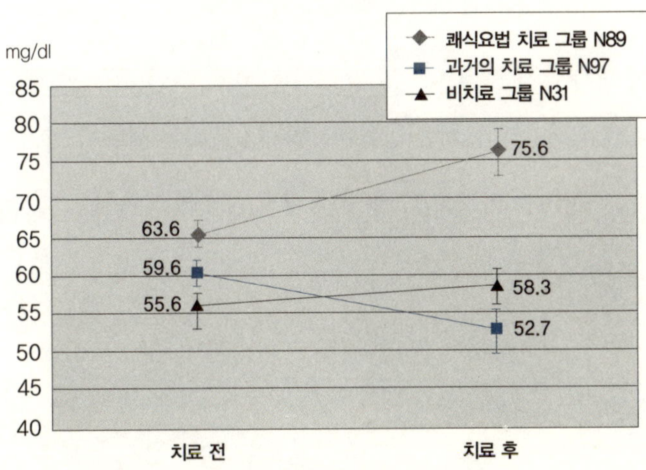

네 번째, 심리적인 스트레스가 줄었다

사실 쾌식요법은 단순히 체중이나 혈액을 개선하는 것이 목적이
아니다. 무엇보다 좋은 점이 심리적인 개선이다. 실제로 학회에서도
보고를 한 바 있는데 심리테스트 결과 많은 환자들의 우울 상태가 개
선되었음을 확인할 수 있었다. 활기도 넘치게 되고 피곤함을 느끼지
않으며 불안 및 불면 등의 증상도 개선되었다.

다섯 번째, 적정 체중을 유지시킨다

쾌식요법은 뇌 프로그램을 정상으로 회복시킴으로써 가장 적정한
체중을 유지하도록 돕는다. 쾌식요법을 지속하면 어느 선까지 체중
이 감소되다가 멈추고 그 후 일정 체중을 유지하게 된다. 그 체중이
자신의 적정 체중이다.

칼로리 제한 다이어트를 할 때처럼 너무 마른 체형이 되는 일도 없
다. 또 뇌가 건강한 신체를 만들어준다. 너무 마른 사람이 쾌식요법을
하면 살이 찌는데 이것도 그 사람의 적정 체중을 찾아가기 때문이다.

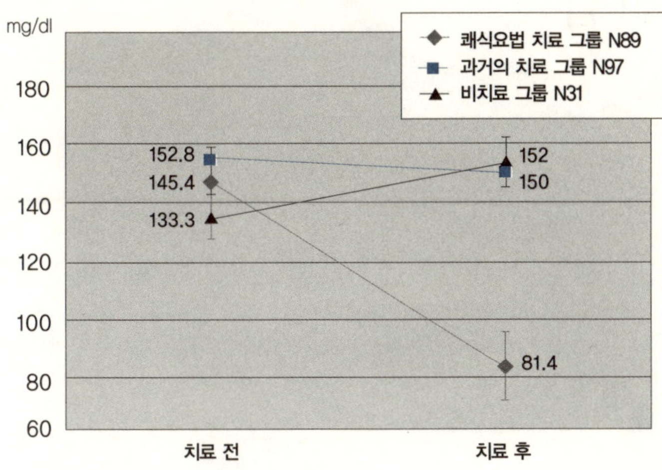

각 비만 치료 그룹의 중성지방
(mean±SD 유의차 1% 이하)
mg/dl
쾌식요법 치료 그룹 N89
과거의 치료 그룹 N97
비치료 그룹 N31
180
160
152.8
145.4
152
150
140
133.3
120
100
81.4
80
60
치료 전
치료 후

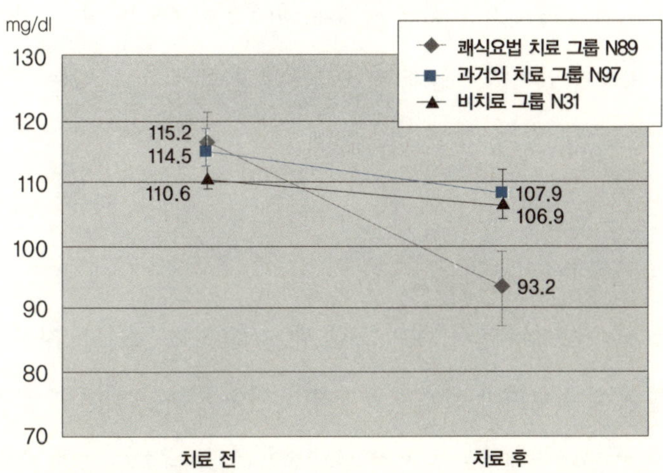

각 비만 치료 그룹의 혈당치 변화
(mean±SD 유의차 1% 이하)
mg/dl
쾌식요법 치료 그룹 N89
과거의 치료 그룹 N97
비치료 그룹 N31
130
120
115.2
114.5
110
110.6
107.9
106.9
100
93.2
90
80
70
치료 전
치료 후

쾌식요법
실천법

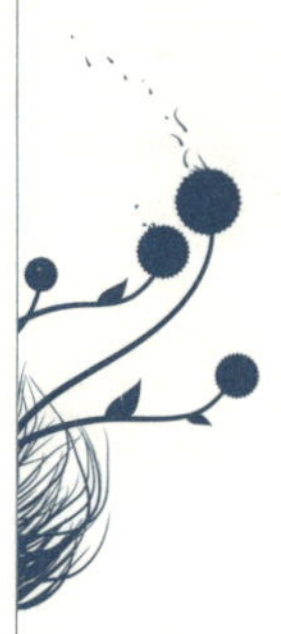

쾌식요법의 구체적인 실천 방법에 대해 알아보도록 하자. 규칙은 모두 6가지가 있는데 본능에 따르기만 하면 쉽게 할 수 있는 것들이다. 따라서 오늘부터 당장 도전해보자.

규칙1. 배가 고플 때 식사하기

가장 올바른 식사법은 배가 고플 때 밥을 먹는 것이다. 자연계의 동물들은 배가 고파야 먹이를 찾으러 나간다. 사자는 배가 부르면 눈앞에 얼룩말이 얼쩡거려도 신경 쓰지 않는다. 이는 뇌 프로그램이 그렇게 되어 있기 때문이다.

뇌 프로그램이 정상적으로 작동하면 각 개체에 맞는 식사량만으로 충분히 만족하게 된다. 또 과식을 하더라도 남는 에너지가 대사활동에 사용되기 때문에 비만이나 생활습관병에 걸릴 이유가 없다.

'식사 시간이 됐으니까', 혹은 '다른 사람들이 먹으니까' 하는 이유로 식사를 하고 있지는 않은가?

시간에 맞춰 식사를 해야 한다는 이성의 뇌를 중심으로 생활하는 것은 사람과 애완동물을 포함한 가축, 그리고 양식 동물뿐이다. 그래서 뇌 프로그램이 고장나게 되는 것이다. 시간이 되면 먹는 것이 아니라 배가 고프면 먹는 것이 쾌식요법에서는 기본 중에 기본이다.

아침, 점심, 저녁이라는 시간에 따라 챙겨먹어야 한다는 상식은 이제 버리자. 중요한 것은 쾌식 전에 기분 좋은 공복감을 느끼는 것이다. 어떤 사람은 배가 고파서 참을 수 없을 때까지 버티기도 하는데 이는 뇌에 스트레스를 주므로 주의하도록 하자.

한 유명 요리사가 "제가 가장 참지 못하는 게 있는데 바로 공복감입니다."라고 말한 적이 있다. 배가 고플 때는 삼각 김밥 하나라도 정말 맛있게 먹게 된다. 만약 12시가 되어도 배가 고프지 않다면 억지로 점심식사를 할 필요가 없다. 반대로 12시 전에 배가 고프다면 과일이나 삼각 김밥 등을 준비해두었다가 먹으면 좋다.

쾌식은 삼각 김밥 하나, 사과 하나로도 실천할 수 있다. 만약 주변 사람들의 시선이 신경 쓰인다면 "지금 쾌식요법을 실천하고 있어요." 하고 당당하게 말하라. 주변의 시선을 신경쓰면서 불편함을 갖고 식사를 하면 그것은 쾌식이 아니다.

직장인들의 경우 아마 점심시간을 쉽게 조정할 수는 없을 것이다. 만약 회사 동료들과 점심식사를 하기 위해 공복감을 견뎌야 한다면 흑설탕을 미리 먹어 기분 좋은 공복감을 유지해보자.

규칙2. 좋아하는 것을 만족할 때까지 먹어라

쾌식요법을 실시할 때 중요한 것은 2장에서 설명한 '금지의 금지'를 실천하는 것이다. 그동안 살이 찔 것이 두려워 먹지 않고 참았다면 이제부터는 만족할 때까지 먹도록 하자. 양은 물론 식사의 내용도 자신이 만족할 수 있는 것들을 선택하면 된다.

육류를 좋아한다면 뷔페라도 가서 실컷 먹어라. 케이크를 좋아한다면 하나를 다 먹어치워도 좋다. 과자 종류는 식후에 디저트로 먹는 것이 효과적이다. 칼로리가 높아 먹고 싶은 것을 참았던 돈가스, 후라이드 치킨, 라면 등도 먹고 싶으면 마음껏 먹어라. 먹고 싶은 것을 먹는 만족감에 푹 빠져보자.

이때 주의할 점은 건강에 좋다는 음식도 본인이 싫으면 먹지 말아야 한다는 것이다. 예를 들어 식초가 몸에 좋다고 해도 역겨워서 마시기 힘들다면 애써 마실 필요는 없다. 싫어하는 것과 억지로 하는 일은 오히려 스트레스가 되어 뇌피로를 증가시키기 때문이다. 건강에 좋고 나쁘고를 떠나 자신이 좋아하는지 싫어하는지로 판단하도록 하자.

규칙3. 건강에 나쁜 것도 좋아한다면 당분간 지속해라

2장에서 설명한 '쾌락의 법칙'도 쾌식요법을 실천하는 데 있어서 중요한 부분이다. 살이 찐다는 것을 알면서도 멈출 수 없다면(식사, 생활습관, 운동 등) 당분간 그대로 지속하도록 한다. 예를 들어 튀김과 돈가스를 좋아한다면 이를 굳이 제한할 필요가 없고 술과 담배를 끊지 못하겠다면 이 역시 억지로 끊을 필요는 없다. 대신 자신이 좋아하고 건강에 좋은 것부터 먹기 시작하자.

현미를 좋아한다면 현미를 주식으로 해도 좋고 채소나 해초, 버섯을 좋아한다면 반찬으로 만들어 충분히 먹자. 두유 음료가 좋다면 업무 중에 짬짬이 마셔도 좋다. 건강한 식재료가 잘 떠오르지 않으면 126쪽을 참고하길 바란다.

규칙4. 자신의 입맛에 맞게 맛있게 먹어라

"짜게 먹으면 혈압에 나쁘니까 싱겁게 먹어야 해." 하고 생각하는가? 짜게 먹는 사람은 당분간 계속 짜게 먹어도 상관없다. 자신의 뇌가 만족할 수 있는 맛이 가장 좋은 것이기 때문이다.

뇌피로가 해소되면 미각이 정상적으로 돌아와 입맛이 저절로 싱거워진다. 예전에 뇌피로에서 해소된 한 환자가 "채식 전문 레스토랑에 갔는데도 음식이 너무 짜게 느껴져 먹지 못했습니다."라고 말한 적이 있다. 이는 그의 뇌 프로그램이 제대로 작동해 미각이 정상으로 돌아왔다는 증거이다.

규칙5. 최대한 즐겁게 먹어라

가족이나 친구와 수다를 떨면서 즐겁게 식사를 하는 것이 가장 이상적인 식사 환경이다. 아무리 고급 레스토랑을 간들 싫어하는 상사나 동료, 또는 거래처 담당자와 함께 한다면 쾌식을 실천할 수 없다. 편안하고 안정적인 집에서 가족과 함께 따끈한 밥 한 공기에 김치 한 쪽 먹는 것이 훨씬 가치 있는 식사다.

쾌식을 하면 먹는 양이 많아지기 때문에 주변 사람들로부터 "왜 그렇게 많이 먹어?" 하는 말을 듣고 간혹 죄책감을 느끼는 사람도 있다. 그러나 이것이 바로 스트레스로 연결될 수 있다. 따라서 쾌식을 시작하기 전에 주변 사람들에게 미리 설명을 해두는 것이 좋다.

규칙6. 과식을 하고 있다는 생각을 버려라

쾌식요법을 시작하면 칼로리를 신경 쓰지 않고 먹고 싶은 것을 실컷 먹어야 한다. "건강에 나쁜 걸 먹었어.", "너무 많이 먹었나?" 하는 죄책감을 가져서는 안 된다. 죄책감을 느끼면 바로 스트레스가 되어 뇌가 살이 찌는 프로그램을 작동시킨다.

그리고 맛없는 것을 먹더라도 "너무 맛없네. 형편없는 음식을 먹어서 기분 나빠." 하고 불평을 하는 것도 스트레스가 된다. 설령 맛없는 음식이라도 다 먹은 후에 "잘 먹었다."라는 한 마디를 하고 나면 큰 만족감을 얻을 수 있다. 중요한 것은 식사를 하는 것이므로 먹는 행위 자체에 행복감을 느끼도록 하자.

현재의 식욕이나
상황에 따라 먹자

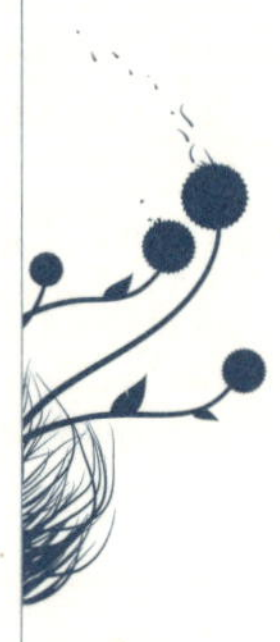

저녁밥은 먹고 싶을 때 먹는다

일이 많아 점심을 늦게 먹었거나 점심에 코스 요리로 푸짐하게 먹어서 저녁이 되어도 배가 전혀 고프지 않을 때가 있다. 이런 때는 때가 되었기 때문에 저녁 식사를 하는 것이 아니라 배가 고플 때까지 기다렸다가 식사를 하는 것이 좋다. 잠자리에 들기 바로 전에 먹더라도 쾌식을 했다면 전혀 문제가 되지 않는다. 시간과 상관없이 본능이 시키는 대로 먹는 것이 중요하기 때문이다.

물론 먹고 곧바로 잠을 자는 것은 살이 찌는 대표적인 원인 중 하나다. 상식적으로 생각하면 올바른 이론이다. 하지만 쾌식요법은 어디까지나 강의 상류, 즉 뇌를 치료하는 것이다. 이는 결과적으로 나타나는 현상, 즉 강의 하류를 치료하는 것보다 훨씬 효과적인 방법이다.

나는 밤 10시가 넘어서 저녁식사를 할 때가 많다. 그래야 더 맛있게 먹을 수 있다. 그러나 체중은 늘지 않는다. 한번 생각해보라. 자연계의 동물들은 대부분 먹고 곧바로 잠을 잔다. 하지만 뚱뚱한 동물은 없다.

쾌식 후에 디저트를 먹는 것이 좋다

배가 부르면 우리의 몸은 영양을 흡수하기 어려운 상태가 된다. 그러므로 식후의 디저트는 흡수가 잘 되지 않는다. 게다가 디저트는 뇌에 만족감을 주므로 오히려 참는 것보다 먹는 것이 효과적으로 뇌피로를 해소할 수 있는 방법이다.

단, 디저트를 먹는다고 해서 일부러 식사량을 줄여서는 안 된다. '금지의 금지' 법칙을 어기는 일이며 그렇게 되면 디저트의 영양분이 그대로 흡수되기 때문에 좋지 않다. 디저트는 식사를 한 후에 먹고 싶은 만큼 먹으면 된다.

배가 고픈데 식사를 할 수 없을 때는 흑설탕을 먹는다

배가 고파도 일이 많거나 특별한 이유 때문에 가끔 식사를 할 수 없을 때가 있을 것이다. 이런 때는 뇌피로의 특효약인 흑설탕을 먹는 것이 좋다. 질 좋은 단맛으로 초조함이나 공복감을 달래주기 때문이다. 커피나 홍차에 넣어 마셔도 상관없다. 흑설탕으로 만족이 되지 않으면 사과나 삼각 김밥 등을 먹는 것도 좋은 방법이다.

현대인의 생활에 맞는 식사

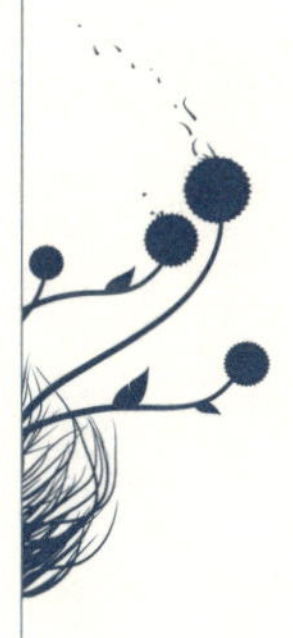

아침식사를 꼭 해야 한다는 생각을 버려라

"아침은 꼭 먹어야 한다."는 말에 대해서 우리는 대부분 반론을 제기하지 않는다. 사람들은 "아침식사는 하루의 활동 에너지원이다.", "아침을 거르면 살이 찐다."와 같은 말을 절대 진리라고 믿는다. 하지만 이런 식사에 관한 절대적인 믿음이 오히려 악영향을 미칠 수도 있다. 왜냐하면 요즘 현대인들은 밤늦게까지 활동을 하고 늦게 일어나는 경우가 많아 공복감을 느끼는 사람이 적기 때문이다.

먹고 싶어서 먹는 것이 아니라 "아침은 꼭 먹어야 한다."는 의무감으로 먹는다. 정말 순수하게 배가 고프고 먹고 싶어서 먹는 사람이 적다는 말이다. 이런 식사 방법은 음식을 맛있게 느끼기는커녕 먹고 싶다는 생각도 하고 있지 않은 상태이기 때문에 쾌식이라고 할 수 없다. 따라서 만약 먹고 싶지 않다면 억지로 아침을 먹을 필요가 없다. 아침을 꼭 먹어야 한다는 의무감에서 하루 빨리 벗어나도록 하자.

아침을 강요하지 않는 또 한 가지 이유가 있다. 아침에 일어나서 얼마 동안은 뇌가 본격적으로 활동하지 않기 때문에 몸은 아직 잠을 자고 있는 것이나 다름없다. 그 상태에서 하는 식사는 아침식사가 아니라 '야식'과 같다. 다시 말해 아침에 일어나서 곧바로 식사를 하면 새벽 3시에 밤참을 먹는 것과 같다는 것이다.

"아침을 거르면 종일 기운이 없어요." 하고 걱정하며 말하는 사람이 많다. 하지만 실제로 대부분의 환자들은 아침을 거르면 "나른함이 없어졌다.", "머리가 맑아져서 오전에 일이 잘 된다."고 말한다.

아침을 먹으면 소화를 시키기 위해 혈액이 위와 내장으로 집중돼 뇌에는 혈액이 부족해져서 졸음이 오고 나른함을 느끼게 된다. 따라서 아침을 거르면 그 현상을 막을 수 있다. 점심을 먹은 후에 졸음이 오거나 나른해지는 것도 혈액순환이 복부에 집중되어 뇌와 근육의 혈류가 나빠지기 때문이다. 잠을 잘 때 배가 고프면 잠이 잘 오는가? 대부분 잠이 잘 오지 않을 것이다. 뇌에 혈액이 흘러 뇌가 눈을 뜨고 있기 때문이다.

아침식사를 대신해서 뇌의 에너지원이 되는 포도당을 섭취하면 좋다. 밤사이 우리 몸은 저혈당 상태가 된다. 게다가 뇌의 에너지원이 되는 포도당은 뇌에 축적할 수 없는 영양소이다. 그렇기 때문에 보통 아침식사를 통해 당분을 만들어 뇌에 보내는 것이다. 그런데 아침을 거르면 그 기능이 작용하지 않으므로 흑설탕으로 포도당을 섭취해 오전 중에 뇌에 에너지를 공급하면 된다.

에도시대 중기까지 일본인들은 하루에 2끼를 먹었다. 당시의 아침식사는 뇌에 매우 이상적인 식사였다. 해가 뜨면 일어나 문을 열고 아궁이에 불을 지펴 밥을 짓고 반찬을 준비했다. 경우에 따라서는 밭일이나 현관 청소를 한 후 천천히 아침을 먹었다. 이렇게 충분히 몸과 뇌가 활동을 개시한 후 아침을 먹었기 때문에 점심을 따로 먹지 않아도 됐다. 귀가 후에도 적당히 배가 고플 때 저녁식사를 했다. 이것이 인간이 본래 하던 식생활이다. 따라서 현대인들이 하는 점심식사는 과거의 아침식사라고 할 수 있다.

아침에 충분한 수분으로 뇌를 깨워라

전날 밤에 쾌식을 하고 만족할 때까지 먹었다면 다음날 아침에는 배가 고프지 않아 먹고 싶지 않은 경우가 많다. 이런 경우 억지로 무언가를 먹기보다 수분 중심의 식사를 하도록 한다. 수분 중심의 식사는 전날 밤에 쾌식을 하느라 풀가동되었던 위장을 쉬게 해준다는 의미도 있다.

녹차, 홍차, 채소주스, 된장국을 비롯해 자신이 좋아하는 것을 충분히 먹도록 한다. 이때 건강에 좋은 수분이 아니라 자신이 좋아하는 수분을 섭취하는 것이 중요하다. 나는 커피를 좋아해서 매일 아침 흑설탕을 넣은 커피 한 잔을 마신다. 잠에서 완전히 깰 수 있고 머리가 상쾌해져 업무에 대한 집중력도 크게 향상된다.

아침식사는 기상 후 2시간이 가장 좋다

수분이나 흑설탕을 섭취한 후에도 배가 고프다면 참지 말고 아침을 먹도록 한다. 가능하면 기상 후 2시간이 지났을 때가 가장 좋지만 배만 고프다면 참지 말고 먹는다. 또 점심때 먹을 양까지 충분히 먹어도 좋다.

점심식사를 아침식사의 연속으로 생각하라

아침식사를 늦게 했다면 점심식사의 양은 저녁식사 전에 기분 좋은 공복감을 느낄 수 있을 정도가 가장 좋다. 삼각 김밥, 국수, 우동 등이 좋은데 만약 부족하면 다른 것을 더 먹어도 상관없다. 너무 많이 먹으면 살이 찔 거라는 걱정을 할 수도 있지만 식욕을 자제하면 뇌피로의 원인이 되어 역효과가 나타난다.

경우에 따라서는 점심시간에 쾌식을 해도 좋다. 좋아하지 않는 메뉴로 점심을 대충 때우지 말고 먹고 싶은 것을 풀코스로 충분히 먹

자. 저녁식사는 자신의 위 상태를 살펴 먹고 싶은 대로 먹으면 된다.
만약 먹기 싫다면 먹지 않아도 좋다.

공복감에는 2가지가 있다

'지금 배가 고프지만 조금 참았다가 저녁에 많이 먹어야지.' 하는
생각은 긍정적인 공복감으로 뇌피로 해소에 긍정적인 신호이다. 저
녁을 더 맛있고 즐겁게 먹기 위한 기분 좋은 공복감이므로 그 상태를
충분히 만끽하도록 하자.

반대로 공복감에 괴로워하며 '뭐로든 배를 좀 채워야겠어.' 하고
조바심을 내는 것은 부정적인 공복감이므로 그대로 방치하면 뇌피로
를 일으킬 수 있다. 이때는 곧바로 단 것을 조금 먹어두는 것이 좋다.
그 중에서도 뇌피로의 특효약은 흑설탕이다.

쾌식요법의 효과를
높이는 방법

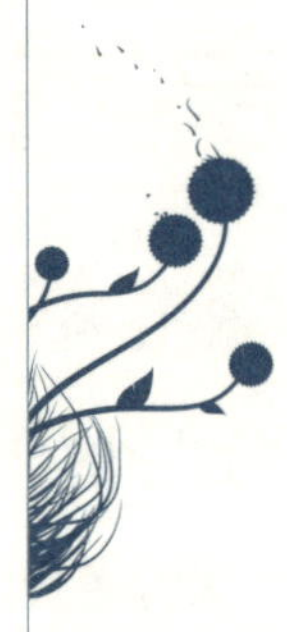

먹고 싶은 음식을 먹는 만큼 잘 씹어 음식 맛을 최대한 음미하도록 하자. 잘 씹어 먹으면 재료 본래의 맛을 느낄 수 있다. 입 속에 반찬이 완전히 없어지면 밥을 넣는 식이다. 그리고 밥이 완전히 없어지면 된장국을 떠먹고 건더기도 잘 씹어 음미한다.

중요한 것은 각 재료의 맛을 입 속에서 즐겨야 한다는 것이다. 식재료의 맛을 음미할 때는 텔레비전을 보거나 인터넷을 하면서, 또는 업무 자료를 검토하는 등 다른 일과 같이 해서는 안 된다. 식사에만 집중해야 한다.

'지금 내 앞에 있는 이 생선은 식탁에 오르기 전에 넓은 바다를 헤엄치고 있었겠지? 어떻게 이런 놀라운 인연이 있을까?'와 같은 생각을 하며 꼭꼭 씹어서 충분히 맛을 음미하기 바란다.

전통요리를 즐겨라

세계 어디를 찾아봐도 우리 입맛에 맞는 전통음식보다 좋은 것은 없다. 전통음식에는 건강을 유지하기 위한 조상들의 지혜가 꽉 차 있기 때문이다. 하지만 중화요리가 먹고 싶다면 먹어도 된다. 서양요리나 매운 태국 요리도 상관없다. 다만 그 나라의 식문화를 음미하면서 먹자. 태국의 무더운 기후를 떠올리며 태국 요리를 즐기면 된다.

주식으로는 역시 쌀이 좋다. 2천 년 이상 쌀을 먹어온 우리 몸에는 쌀이 가장 잘 맞는다. 그리고 우리에게는 예로부터 두부나 청국장, 된장 등 콩으로 만든 훌륭한 식품이 있다. 이런 콩 제품은 다른 반찬과 곁들여서 먹기에 알맞으며 밥과 궁합도 아주 좋다. 해산물도 많이 먹자. 기초대사를 유지하기 위한 단백질원으로는 육류보다 생선이 우리 몸에 익숙하다. 우리의 전통적인 조리법은 끓이고 굽고 찌는 것이 중심이며 기름지지 않은 것이 특징이다. 조상들의 지혜를 배워 기름을 많이 넣지 않고 맛있는 요리를 만들어 먹자.

흔히 염분이 들어가는 음식을 많이 먹어서인지 고혈압에는 염분을 자제해야 한다는 말을 많이 한다. 그래서 염장식품이나 된장국 등이 자주 입방아에 오르내리는데 소금은 식품과 함께 먹으면 체내 흡수력이 나빠진다는 사실이 증명되었다. 따라서 된장국도 건더기를 많이 넣으면 문제될 것이 없다. 그리고 집에서 직접 담근 염장식품은 그 집의 식문화를 보여주는 훌륭한 전통음식이다.

대사증후군 해소에 좋은 식재료

대사증후군 해소에 좋은 식재료를 추천하려고 한다. 단, 좋은 식재료라고 해서 먹는 것이 아니라 자신의 기호와 식욕에 따라서 잘 판단해야 한다. 만약 이 중에 특히 좋아하는 것이 있다면 꼭 먹자.

① 주식은 쌀밥

② 생선 중심의 요리

③ 채소류(염장식품 중심)

　잎채소 - 가능한 색이 짙은 채소

　뿌리채소 - 무, 당근, 우엉, 연근, 죽순, 감자, 고구마, 토란 등
　　　　의 뿌리열매

④ 콩류, 콩 제품 - 된장, 두부, 청국장, 유바(湯葉)

⑤ 해초류, 버섯류

⑥ 곤약, 염장식품, 발효식품 등

⑦ 조미료는 요리의 맛을 더해주고 몸에 좋은 것으로 한다.

백설탕 → 흑설탕, 올리고당, 트레할로스(Trehalose), 환원맥
아당

정제염 → 천일염

합성식초, 간장 → 양조식초, 양조간장

화학조미료 → 다시마, 표고버섯, 건멸치

제철 식품을 먹자

우리의 자연은 춘하추동 구분이 뚜렷하고 사계절 다른 맛을 지니고 있다. 같은 채소라도 제철 채소가 비타민이나 미네랄이 풍부하고 조개류도 영양가가 훨씬 높다. 그래서 제철 음식에는 생명력과 활동력의 원천이 되는 에너지가 가득하다. 게다가 맛도 훌륭하고 가격도 비싸지 않으니 이보다 좋은 식재료는 없을 것이다. 제철 음식을 음미하면서 먹으면 쾌식도 훨씬 즐거워진다. 대부분의 사람들은 언제든 먹을 수 있다고 생각하고 제대로 음미하지 않는 경우가 많지만 가능한 자주 먹는 것이 좋다.

나는 건강 클리닉을 찾는 환자들에게 다음과 같이 말하며 항상 제철 음식을 추천하곤 한다.

"내년에 송이버섯을 먹으려면 이 작은 것이 겨울의 엄동설한을 견뎌내고 여름의 더위를 거쳐 살아남지 않으면 안 되죠. 당신이 40세라면 인생에서 앞으로 송이버섯을 몇 개나 더 먹을 수 있겠어요?"

오감으로 음미하며 먹자

바쁜 현대인들은 음식의 색채, 향, 맛을 제대로 느끼지 않고 단순히 뇌와 뱃속을 충족시키기 위해 먹는다. 그렇게 되면 만복감을 느낄 수는 있어도 절대 만족감은 얻을 수가 없다. 오감을 사용해 정신부터 만족할 수 있는 식사를 해야 뇌피로를 해결할 수 있다.

제철 채소의 신선한 색채를 눈으로 보면서 즐기고 싱싱한 향기를 후각으로 느끼며 제철에만 느낄 수 있는 훌륭한 맛을 미각으로 음미해보자. 오감을 최대한 사용해 식사를 하면 식사시간이 항상 즐겁고 뇌의 만족도도 훨씬 높아질 것이다.

예쁜 그릇으로 보는 맛을 더하자

설날이나 크리스마스 등의 이벤트나 손님접대용으로 고급 식기를 쌓아두는 사람들이 있다. 하지만 식기는 쌓아두라고 있는 것이 아니라 식사의 분위기를 돋우기 위한 것이다. 소중하게 보관해둔 식기를 꺼내 멋지게 식탁을 꾸며보자. 반찬가게에서 사온 음식이라고 할지라도 더 맛있게 느껴질 것이다.

적당히 마시는 술은 쾌식에 도움을 준다

술은 대사증후군에 큰 적이다. 부신에서 내장지방을 쌓는 '코르티솔'이라는 호르몬이 분비되기 때문이다. 하지만 알코올에는 혈액순환을 좋게 하거나 스트레스를 줄여 기분전환을 돕는 효과가 있다. 적당량의 술은 기분을 좋게 하고 음식의 맛을 돋운다. 따라서 약간의 술로 적당히 취기가 돌면 긴장도 풀리고 식사 분위기도 고조시킬 수 있을 것이다.

쾌식요법 Q&A

Q 쾌식요법을 시작한 후 살이 쪘는데 어떻게 해야 하나요?

A 쾌식 효과에는 개인차가 있습니다. 저는 처음 1주일 동안 1킬로그램이 빠졌지만 뇌피로가 심한 사람은 쾌식을 시작하자마자 살이 찌는 경우가 많습니다. 특히 뇌피로가 심하면 심할수록 쾌식이 잘 되지 않으므로 그런 경향은 높게 나타나지요. 하지만 뇌피로를 해소하기 위한 준비단계라고 생각하세요. 뇌피로가 해소되면 분명 살이 빠지기 시작합니다.

쾌식요법은 비만치료가 아니라 어디까지나 뇌를 치료하는 것이라는 걸 명심하세요. 체중은 뇌피로의 척도라고 할 수 있습니다. 일단 늘어난 체중이 점차 감소하기 시작하면 그것을 뇌피로가 해소되기 시작했다는 신호라고 생각하시면 됩니다. 뇌피로가 심한 사람에게는 우울증 등의 증상도 나타나 간혹 신경안정제를 처방하는 경우도 있습니다.

Q 좋아하는 것만 먹다가 편식하게 되지 않을까 걱정입니다.

A 편식이 건강에 나쁘다는 것은 의학적인 상식입니다. 하지만 쾌식요법으로 뇌가 만족하는 식사를 할 수 있게 되면 뇌피로는 확실히 해소됩니다. 뇌피로가 해소되면 저절로 건강에 좋은 것을 선호하게 되지요. 저는 환자들에게 종종 케이크도 상관없으니 실컷 드시라고 권하는데 실제로 실컷 먹고 나면 뇌피로가 해소되어 오히려 케이크가 싫어졌다는 사람도 있었습니다. 대신 채소를 비롯해 건강에 좋은 음식을 선호하게 되었다고 합니다. 지금까지의 상식은 모두 버리고 먼저 뇌피로를 해소해야 한다는 것만 생각하세요.

Q 운동을 하는 경우에는 어떻게 해야 할까요?

A 스스로 운동하는 것이 즐겁고 좋다면 하면 됩니다. 하지만 대부분 살찐 사

람은 운동을 귀찮게 여기는 경우가 많으므로 의무감으로 운동을 하게 되지요. 앞에서도 설명했듯이 억지로 운동을 하면 스트레스가 증가하거나 다치는 등 오히려 역효과가 나게 됩니다. 쾌식요법으로 뇌피로가 해소되면 저절로 몸을 움직이고 싶어지므로 즐거운 마음으로 운동을 할 수 있게 될 것입니다.

Q 먹고 싶은 것을 실컷 먹으려고 해도 왠지 불안합니다.

A 쾌식이 잘 실행되지 않고 있는 것 같습니다. 정말 자신이 좋아하는 것을 먹고 있습니까? 만족할 만큼 먹고 있나요? 혹시 먹는 것에 대해 죄책감을 갖고 있지는 않습니까? 현재 뇌가 만족할 수 있는 식사를 하고 있는지 다시 돌이켜보세요. 식사를 할 때 행복한 기분을 느끼는 것이 쾌식요법의 기본입니다. 그리고 뇌피로를 해소하기 위해서는 2장에서 설명했던 '금지의 금지 법칙'과 '쾌락의 법칙'이 제대로 실행되고 있는지도 중요한 부분입니다. 여전히 뇌피로를 축적하고 있는 것은 아닌지 생각해보세요.

Q 동료와 점심식사를 같이 해야 해서 쾌식을 할 수 없을 때는 어떻게 해야 하나요?

A 본인만이라도 점심식사를 풀코스로 먹으면서 쾌식을 해보는 건 어떨까요? 풀코스로도 양이 부족하다면 눈치 보지 말고 더 드세요. 그리고 그날 저녁은 자신의 위 상태를 생각해서 먹으면 됩니다. 배가 고프면 먹고 고프지 않으면 가볍게 식사하는 정도로요.

Q 쾌식에 실패했어요.

A 먼저 원점으로 돌아가서 아침과 점심 모두 흑설탕만 먹고 완전히 공복상태를 유지하세요. 그런 다음 배가 고파서 참을 수 없게 되면 죽이나 삼각 김밥을 먹습니다. 그럼 다시 먹는 기쁨과 맛을 되찾을 수 있을 겁니다.

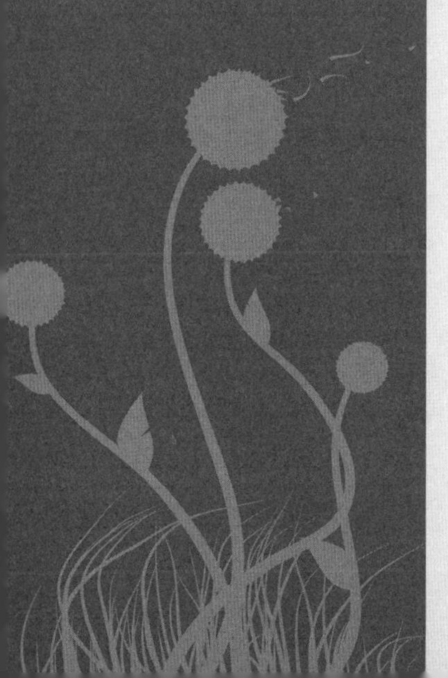

제4장

뇌의 기능을 되찾아주는 오감요법

완벽한
스트레스 해소란 없다

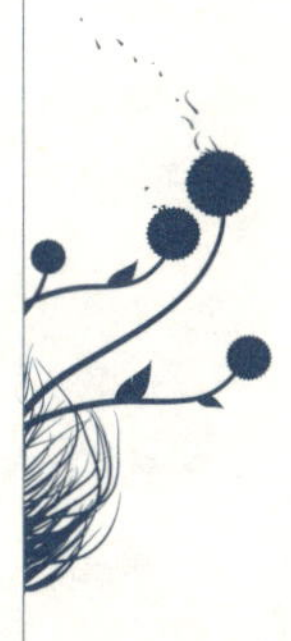

과도한 스트레스가 뇌피로를 일으킨다는 것은 이미 설명했다. 뇌피로를 해소하기 위해서는 스트레스의 원인을 없애는 것이 가장 중요하다. 하지만 환자들 중에는 남의 눈치를 보거나 사회적인 상황, 교육수준 등의 틀에 얽매여 스트레스의 원인을 끊지 못하는 경우가 많다.

"업무량이 능력 이상으로 과도하게 많지만 못하겠다는 말을 못하겠어요."

"아무리 화가 나는 일이 있어도 직장 동료와의 관계를 생각해 꾹 참습니다."

"사람들 앞에서 지친 기색을 내비쳐서 처량하게 보이기는 정말 싫습니다."

위와 같이 무거운 갑옷을 걸치고 있으니 당연히 뇌와 몸이 삐걱거리는 것이다. 중증의 뇌피로 증상을 앓고 있는 사람은 스트레스를 해결하는 것 자체가 무거운 짐이 되어 더 심한 뇌피로를 일으키는 경우도 있다.

그렇다면 스트레스를 받지 않도록 뇌를 단련하면 되지 않을까? 그러나 지친 뇌를 단련하고 자극을 주면 오히려 뇌피로를 악화시킬 수 있다. 더욱 큰 문제는 생명이 유지되는 동안에 스트레스는 항상 존재한다는 것이다. 스트레스를 해소해 완전히 없앤다고 해도 또 다른 스트레스가 찾아와 뇌피로를 일으킨다.

좀 더 쉽게 뇌피로를 해결할 수 있는 방법은 없을까? 그래서 생각해낸 것이 바로 '오감'의 기능을 회복시켜 뇌피로를 근본적으로 해결하는 방법이다. 오감이 필요한 이유는 딱딱한 두개골의 보호를 받는 뇌에 직접 접근할 수가 없기 때문이다. 뇌에 영향을 미칠 수 있는 오감이라면 뇌에 직접적으로 작용해 상당히 큰 효과를 거둘 수 있을 것이다.

오감은 외부 세계의 정보를 파악하는 센서와 같다. 뇌가 본부라고 하면 오감은 출장소라고 할 수 있다. 예를 들어 한겨울에 밖에 나가

차가운 바람을 맞을 때 출장소 중 하나인 촉각(피부)은 '춥다'고 감지해 그 정보를 본부인 뇌로 전달한다. 그러면 뇌는 '춥기 때문에' 체온을 유지하려고 근육과 혈관을 수축하라는 명령을 내보낼 것이다. 이렇게 오감은 외부 세계의 상황을 파악하고 뇌가 생존을 위해 정상적인 지시를 내보내도록 돕는다. 오감이 없는 부분에는 의식이 존재하지 않고 행동도 일어나지 않는다. 뇌피로가 일어나면 미각 이상이나 행동 이상이 나타나는 이유가 바로 여기에 있다. 본부가 고장 나면 출장소도 고장날 수 밖에 없다.

이처럼 오감은 뇌와 연동해 기능을 하기 때문에 영향을 받아 흐트러지기 쉽다. 뇌피로가 오감 이상을 의미한다면 뇌피로가 없다는 것은 오감이 정상적으로 작동하는 것이라고 할 수 있다. 즉 오감의 기능을 정상화함으로써 뇌의 기능도 좋아진다는 것이다.

현대인들은 스스로 오감을 작동시키지 않는 생활을 하고 있다. 인터넷의 보급으로 쉽게 정보 수집을 할 수 있기 때문에 걸어 다닐 기회가 줄었다. 자동차를 타면 에어컨을 틀고 창문을 닫기 때문에 바람이나 가로수의 향기도 느낄 수가 없다. 악취가 나도 편리한 탈취 스프레이가 있어 쉽게 뿌려 제거시킨다. 결과적으로 현대인의 생활은 편리해졌지만 오감은 점점 둔감해지고 있다. 스스로 오감이 작동하는 것을 막고 그 기능을 퇴화시키고 있는 것이다. 35억 년이라는 세월에 걸쳐 진화해온 사람의 신체가 이제는 퇴화하기 시작했다고 해

도 과언이 아니다. 오감이 둔해지면 뇌가 녹슨다는 것을 하루빨리 깨
달아야 한다. 오감요법은 닫힌 5가지 센서의 스위치에 전원을 켜는
효과적인 실천법이다. 반드시 실천해 오감을 되찾기 바란다.

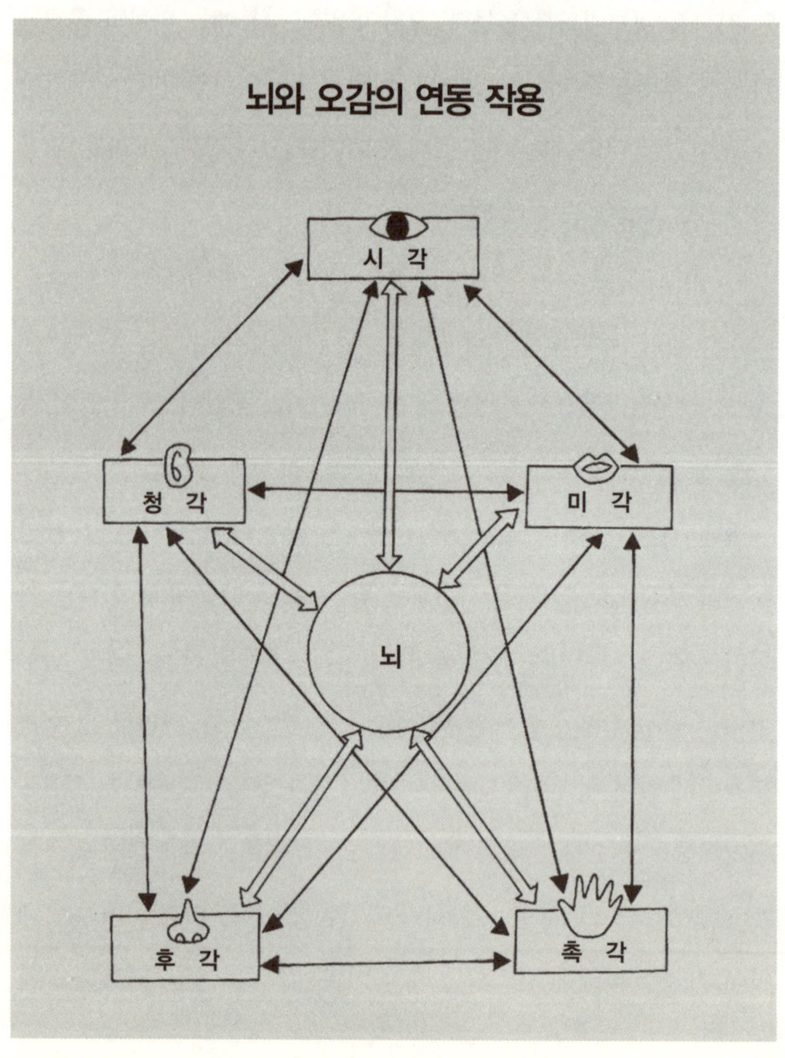

시각에 의존하는
생활에서 벗어나라

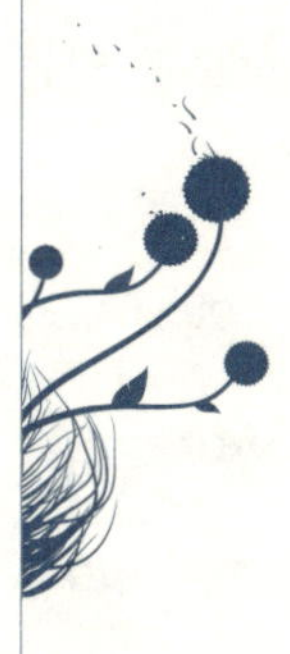

　컴퓨터나 휴대전화 등의 정보기기는 원하는 정보를 어디서든 쉽게 얻을 수 있게 해주고 간편하게 커뮤니케이션이 가능한 아주 편리한 도구이다. 그래서 지금은 직장인들의 필수 아이템 중 하나가 되었다. 정보기기를 사용하는 것 자체에 반론을 제기하려는 것은 아니다. 그러나 과도한 사용으로 시각에 너무 의존하는 생활을 하지 말라고 조언하고 싶다.

　인터넷에서 이메일을 열어볼 때 사람의 오감은 시각이 중심이 되고 다른 감각기관은 거의 기능을 하지 않는다. 눈을 통해 보는 것이 우선시되기 때문에 만지거나 냄새를 맡고 소리를 들어 판단할 기회가 거

의 없다. 그래서 인터넷을 자주 사용하는 사람은 시각에 지나치게 의
존하는 생활을 하게 되고 다른 감각기관은 둔해지는 경우가 많다.

"백문이 불여일견!"이라는 말이 있듯이 보는 것으로 얻을 수 있는
정보는 분명 무궁무진하다. 하지만 시각에만 의존하는 것은 문제가
있다. 우리가 뇌에 보내는 정보는 80퍼센트 이상이 시각을 통해 얻
은 정보라고 한다. 그럼에도 현재 그 비율이 점점 더 높아지고 있다
는 보고가 있다. 다시 말해 시각 이외의 감각기관으로 정보를 얻는
비율이 더 줄었다는 뜻이다.

당신의 일상을 한번 돌이켜보라. 냉장고에 넣어둔 식품을 꺼내 유
통기한을 확인한 후 쓰레기통에 그냥 버리지는 않는가? 만약 그렇다
면 당신이 시각에 의존하는 생활을 한다는 증거다. '유통기한'이라는
문자 정보만으로 판단하는 것은 올바른 일이 아니다. 옛날 사람들은
먹을 수 있는 음식인지 아닌지 코로 냄새를 맡고 색을 직접 확인했으
며 촉감을 이용해 만져보면서 오감을 골고루 사용해 판단했다. "시
큼한 냄새는 나지 않는가?", "표면에 곰팡이는 없는가?", "만지면
푹 꺼지지는 않는가?", "광택이 있는가?" 등 5가지의 감각을 총 동
원해 확인했던 것이다. 특히 후각은 먹을 수 있는지 없는지를 판단해
주는 결정적인 감각이다.

주변에 있는 모든 것을 5가지의 감각을 활용해 확인해보자. 눈으
로만 봐도 알 수 있는 것일지라도 직접 만져보고 냄새를 맡고 소리도

들어보라. 새로운 발견을 할 수 있을 것이다. 이렇게 오감을 균형 있게 사용하는 것이 오감과 뇌 사이의 네트워크를 제대로 기능하게 하는 비결이다.

오감을
회복시키는 방법

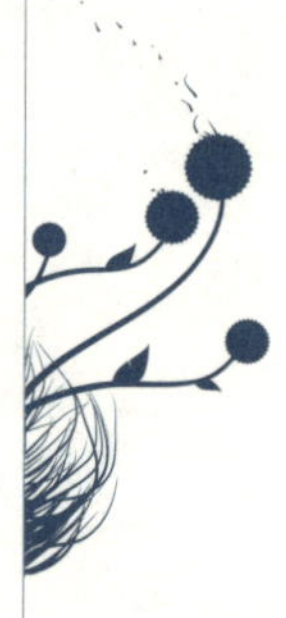

"퇴근길에 바람은 어느 방향에서 불었습니까?"

"하늘의 색깔은 어땠습니까?"

"구름은 어떤 모양으로 어떻게 흘렀습니까?"

"길가에 핀 꽃은 어떤 색이었나요?"

"어제 저녁때 먹은 음식은 어떤 맛이었나요?"

이것은 모두 뇌피로 강연회를 할 때 참가자들에게 질문했던 내용
이다. 이 질문에 하나도 대답하지 못한다면 오감이 둔화되기 시작했
다고 볼 수 있다. 그렇다면 오감을 정상으로 회복시키기 위해서는 어

떻게 해야 할까? 오감을 깨우고 갈고 닦아 직접 느껴야 한다. 냄새를 맡고 귀를 기울이고 만지고 맛을 보는 것이다. 그리고 눈도 예리하게 떠보자. 이것만으로도 오감의 능력은 크게 회복된다.

사람의 코는 무려 1만 여종의 냄새를 맡아 구분할 수 있다고 한다. 사람의 눈은 2천~3천 가지의 색을 구분할 수 있다. 또 손끝은 100분의 1밀리미터의 미세한 것까지 느낄 수 있다. 우리가 생각하는 이상으로 오감은 뛰어난 능력을 갖고 있는 것이다. 그러므로 오감의 능력을 최대한 끌어내야 한다.

단 '오감을 사용해야 한다.'는 의무감에 너무 사로잡혀 행동하면 역효과가 날 수 있다. 오감을 사용할 때도 뇌피로 해소법과 마찬가지로 쾌락의 법칙에 따라 기분이 좋은 것을 찾아 하는 것이 중요하다. 스스로 좋아하고 즐겁고 기분 좋다고 느끼는 것을 실천하도록 하자.

오감의 기분 좋은 자극은 본능의 뇌에 전달되어 뇌피로를 효과적으로 해소시킨다. 오감을 통해 향기와 소리, 감촉을 느끼면 어릴 적 맛보았던 즐거운 경험을 떠올리는 경우가 많다. 이는 오감의 능력을 회복하는 데 큰 도움이 된다. 흙장난을 했을 때 느꼈던 흙의 촉감, 논두렁을 뛰어다녔을 때의 녹색 풀냄새, 하천 흐르는 소리……. 오감이 행복했던 기억을 떠올림으로써 잊고 있던 감각의 사용법이 조금씩 떠오를 것이다.

우리에게는 춘하추동이라는 사계절이 있다. 계절의 변화를 즐길 수 있는 것은 우리의 특권이므로 오감을 사용해 그 특권을 충분히 만끽하자. 도시에서는 느끼기 어렵겠지만 꽃과 나무, 구름의 모양, 새들이 지저귀는 소리, 길가는 사람들의 복장 등에서 계절의 변화를 최대한 느껴보자.

오감요법의 목적은 단순히 치료에 있지 않다. 현대인을 둘러싸고 있는 문명이라는 껍질을 벗겨 생명의 근본을 잠에서 깨워 이끌어내는 것이다. 오감요법이야말로 건강을 위해 가장 필요한 근본적인 방법이다. 세상에는 매우 다양한 건강법이 존재한다. 그러나 건강하게 살기 위해서는 건강에 좋은 음식이나 운동, 약, 돈보다 즐겁게 오감요법을 실천하는 쪽이 훨씬 더 효과적이다.

오감요법
실천법

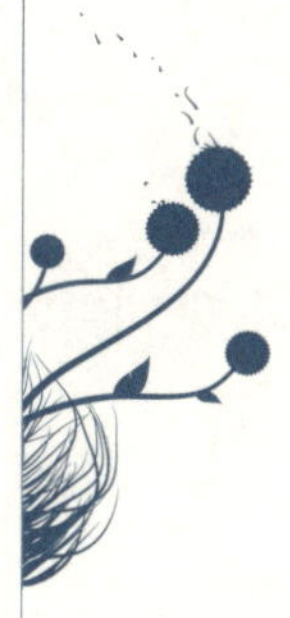

지금부터 실제 환자들에게 지도하고 있는 오감요법 실천법을 구체적으로 설명하려고 한다. 오감이 열리면 기분 좋은 자극이 쏙쏙 뇌로 들어간다. 그리고 기분 좋은 자극은 본능의 뇌로 보내지기 때문에 뇌피로가 일어나도 곧바로 해소시킬 수 있다. 다시 말해 뇌피로가 생기지 않는 건강한 뇌를 만드는 데 도움을 주는 것이다.

"출근시간을 유익하게 보내고 있습니다."

"야근을 하고 귀가하면 곧바로 잠이 들곤 했는데 지금은 아내와 함께 산책을 합니다."

"마치 유치원 때 소풍을 기다렸던 것처럼 휴일이 기다려집니다."

"의무감으로 강아지를 산책시키던 일이 즐거워졌습니다."

이는 환자들이 오감요법을 직접 실천한 후 소감을 이야기한 것이다. 머리로 복잡하게 생각할 필요가 없다. 먼저 즐겁게 실천해보는 것이 중요하다.

의식적으로 촉각을 활용해보자

우리는 손끝으로 만지기만 해도 그 물체가 무엇인지 쉽게 파악할 수 있다. 음식을 입에 넣었을 때도 표면이 거친지, 딱딱한지, 혹은 뜨거운지 등을 알 수 있다. 이런 능력이 바로 '촉각'이다.

촉각은 다른 감각기관과 달리 전신의 피부에 분포되어 있는 것이 특징이다. 인체의 가장 큰 감각기관이기 때문에 사물의 질감이나 입체감, 온도 등 수많은 정보를 처리하고 정확한 판단을 내릴 수 있다. 바쁠 때 눈으로 직접 보지 않고 책상 위의 펜을 집거나 문을 열 수 있는 것도 촉각에 의해 '이것은 펜이다.', '이것은 문이다.'라는 것을 판단해 뇌로 전달하기 때문이다. 이렇게 민감하게 사용되는 중요한 기관을 우리는 일상생활에서 너무 쉽게 잊고 있다. 촉감을 충분히 의식하고 생활하면 얼마나 민감하게 사용되는 감각인지 깨달을 수 있을 것이다.

사람의 몸에서 촉감 센서가 가장 많은 부분은 손끝과 손바닥, 그리고 입술이다. 촉감 센서를 의식적으로 느껴보고 싶다면 손끝에 반창고를 붙이거나 장갑을 끼고 생활해보면 된다. 섬세한 작업을 하거나 물건을 집거나 판단하는 데 촉감이 얼마나 중요한 기능을 하는지 실감할 수 있을 것이다.

우리는 일반적으로 촉각을 오감의 하나라고 말한다. 하지만 최근에는 온각, 냉각, 통각, 압각, 촉각 등과 같이 피부 감각 중 하나라고 말하는 경우도 있다. 가볍게 만지면 촉각, 더 강하게 만지면 압각, 조금 더 강하게 만지면 통각이 된다. 통각이나 냉온각은 신체를 지키기 위한 방위반응이다.

다음과 같이 촉각을 통해 느껴보자.

- 오늘은 어느 쪽에서 바람이 불었는가?
- 당신이 서 있던 곳의 바닥은 거칠었는가? 매끈했는가?
- 입고 있는 옷의 감촉은 어떤가?

스킨십은 최고의 오감요법이다

나는 환자들을 진찰할 때 촉진을 매우 중요하게 생각한다. 그래서 얼굴에 손을 대고 열이 있는지를 확인하거나 손목을 짚어 맥박을 측정해본다. 이렇게 촉진을 중요하게 생각하는 이유는 만져서 알 수 있는 이상 증상이 있기도 하지만 무엇보다 환자들의 웃는 얼굴을 보는 것이 기쁘기 때문이다.

사람은 스킨십에 매우 강하게 반응한다. 이유가 무엇일까? 그 대답은 뇌와 피부의 관계에 있다. 인간이 탄생하는 단계에서부터 피부와 뇌는 같은 세포와 외배엽로부터 분열해 서로 깊은 영향을 주고받는다. 그래서 기분 좋게 피부를 만지는 것은 기분 좋게 뇌를 만지는 것과 같고 촉각에 기분 좋은 자극을 주는 것은 뇌를 만족시키기 위한 방법이 될 수 있다.

뇌피로를 예방하기 위한 방법으로 가족이나 연인 등 신뢰할 수 있는 누군가와 스킨십을 나누면 아주 효과적이다. 손을 잡거나 어깨동무를 하거나 포옹하는 것과 같이 촉각을 의식할 수 있다면 그 방법은 무엇이든 상관없다.

경락이나 마사지, 혹은 미용실에서 머리카락을 손질하는 것만으로도 효과가 있다. 손으로 기분 좋은 접촉을 함으로써 얻을 수 있는 안정감은 뇌에 높은 만족감을 주어 뇌피로를 해소시킨다. 물론 셀프 터칭도 효과가 있다. 피부의 세포가 활성화되어 그 자극이 뇌에 전달되고 생명을 유지하기 위한 메커니즘이 작용하기 때문이다. 특히 뇌에 직접 좋은 기분을 전달하는 머리 마사지는 만성 피로를 호소하는 사람들에게 좋다.

촉각 자극의 중요성에 대해서는 프로이트의 딸 안나 프로이트도 이미 언급한 바 있다.

"누군가에게 안기고 애무를 받고 서로 만지며 위로받는 것은 소아의 육체의 수많은 곳을 리비도화해 건전한 육체상과 육체적 자아를 형성하는 데 도움이 된다."
-『이와나미 심리학 미니사전』 중에서

촉각이 뇌 다음으로 중요한 기관이라고 하는 것은 이런 이유 때문이다.

항상 주변의 좋은 향기를 발견하라

후각은 오감 중에서 본능과 가장 직결되어 있는 감각이다. 우리가 냄새를 맡으면 냄새 분자는 코 안의 후각세포에 전달되고 그 정보가 냄새의 신호가 되어 대뇌변연계(본능의 뇌)에 전달된다. 그렇게 되면 대뇌변연계는 먼저 안전한 냄새인지를 판단한다. 이처럼 후각은 생명을 유지하기 위한 위험회피 능력을 담당하는 감각이다.

대뇌변연계는 희로애락 등의 정보를 지배하는 기관이기 때문에 후각을 자극하면 순간적으로 기분전환을 할 수 있다. 뇌의 피로도 훌훌 털어버릴 수 있다. 그리고 냄새를 맡을 때 추억의 냄새가 떠올라 그 시절의 감정을 함께 일으키기도 한다. 이는 대뇌변연계에 기억을 담당하는 '해마'와 기억과 연결된 감정을 처리하는 '편도핵'이라는 부분이 있기 때문이다. 후각 능력을 회복하려면 항상 주변의 향기를 느끼려고 노력하고 자신이 좋아하는 냄새를 발견해야 한다.

맛있는 음식 냄새는 물론 치약 냄새나 새로 사온 이불의 냄새도 맡아보자. 산책을 할 때 역시 주변에서 나는 냄새를 의식하면서 걷도록 하자. 그렇게 하면 마른 흙냄새, 젖은 풀냄새, 이웃집에서 밥 짓는 냄새 등 평소에는 느끼지 못했던 다양한 냄새를 맡을 수 있을 것이다.

다음과 같이 후각을 통해 느껴보자.

- 오늘 걸었던 길에서는 어떤 냄새가 났는가?
- 오늘 마신 음료의 냄새는 어땠는가?
- 세탁을 마친 직후 옷의 냄새는 어떤가?
- 전철에서 옆에 앉았던 사람의 냄새는 어땠는가?

천연식물의 향기로 후각을 단련하자

아로마테라피는 허브 등 방향식물에서 추출한 오일을 사용하는 자연요법이다. 사실 아로마테라피는 여성의 전유물이라는 이미지가 강한데 최근에는 피로를 호소하는 남성들도 많은 관심을 나타내고 있다. 직접 향을 맡거나 욕조에 넣기도 하고 마사지를 할 때도 사용하는 등 사용 방법은 매우 다양하다. 그중에서 가장 손쉽게 할 수 있는 것이 바로 향을 맡는 것이다.

병뚜껑을 열고 직접 맡아도 되고 아로마 포트 등에 몇 방울 떨어뜨려 실내에 자연스럽게 퍼지도록 하는 것도 좋다. 아로마 포트가 없으면 오일을 머그컵에 떨어뜨리고 따뜻한 물을 붓거나 티슈나 손수건에 적셔 향을 즐길 수도 있다.

아로마 테라피에 사용하는 오일의 종류는 매우 다양하다. 오일을 선택할 때는 '어디에 좋은 향'이라는 말만 듣고 고르기보다 자신이 좋아하는 향인지를 고려해 고르는 것이 중요하다. 어렵게 생각하지 말고 자신의 본능에 따라 선택하자.

알츠하이머 환자들은 후각을 통한 뇌자극에 상당히 약하다. 그래서 아로마 향을 통해 기억을 되살리는 '아로마테라피 회상법'을 실시하는 곳도 있다고 한다.

대표적인 아로마 오일

시중에서 쉽게 살 수 있는 대표적인 아로마 오일을 소개한다. 선택할 때 참고하도록 하자. 단, 각 오일의 기능은 소개하지 않는다. 효능을 보고 선택하면 역효과를 초래할 수도 있기 때문이다. 직감적으로 향이 마음에 들고 기분 좋게 느껴지는 오일을 고르면 된다.

일랑일랑 - 이국적이고 관능적인 향

오렌지 - 달콤하고 산뜻한 향

캐모마일 로만 - 달콤새콤한 과일향

클라리 세이지 - 머스카트를 느끼게 하는 달콤한 향

그레이프 후르츠 - 상쾌하고 쌉쌀한 향

샌달우드 - 오리엔탈 나무향

주니퍼 - 나무 느낌의 상쾌한 향

스위트 머쉬룸 - 약간 매운 향

제라늄 - 장미향과 비슷한 향

티트리 - 의약품 같은 청결한 느낌의 향

네롤리 - 우아한 플로랄 향

프랭킨센스 - 달콤한 나무향

페퍼민트 - 청량감 있는 향

라벤더 - 상쾌한 플로랄 향

아로마 오일을 사용할 때는 몇 가지 주의할 점이 있다. 절대 음용하지 않아야 하며 직접 피부에 도포해서도 안 된다. 또 마사지를 할 때 사용할 경우에는 캐리어 오일(Carrier oil, 전용 식물유)에 희석해 사용하는 것이 좋다.

감귤계 오일에는 광독성(직사광선에 닿으면 자외선과 에센셜 오일의

성분이 반응해 발적, 수포, 색소침착 등을 일으킬 수 있다)이 있으므로 피
부에 사용한 후 12시간 동안은 직사광선을 피해야 한다. 그리고 가
려움, 붉은 반점, 발진 등 이상 증상이 있으면 곧바로 사용을 중지해
야 한다.

만약 눈 등의 점막에 묻었을 경우에는 흐르는 물로 30초 이상 씻
어야 한다. 또 잘못해서 입에 들어갔다면 입안에 남아 있지 않을 때
까지 물로 깨끗하게 입을 헹궈야 하며 마셨다면 신속하게 의사의 처
방을 받아야 한다.

음식은 꼭꼭 씹어 먹자

미각에는 단맛, 짠맛, 쓴맛, 신맛 4가지가 있다. 왜 사람은 미각을
갖고 있는 것일까? 단 음식(설탕 등)은 에너지원이 되는 당을 만들기
위해 필요하다. 그리고 짠 음식(소금 등)은 혈액이나 세포에 필요한
것이다. 따라서 단맛과 짠맛을 정확히 느끼는 것은 신체에 필요한 음
식을 먹을 때 매우 중요하다. 반면 쓴맛이나 신맛을 느끼는 것은 위
험하고 유해한 것을 차단하기 위한 방어적인 역할을 담당한다. 결국
미각은 생물이 음식물을 섭취하는 데 있어서 자연적인 선택 행위가
가능하도록 준비된 능력이라고 할 수 있다.

미각에는 또 다른 중요한 역할이 있다. 공부와 같이 장시간 머리를
사용한 후 "단 것이 먹고 싶다."고 느낀 적이 있을 것이다. 우리 몸은

필요한 영양소를 일정한 농도로 유지하지 않으면 균형을 잃게 된다. 이유 없이 단 것이 먹고 싶다면 미각의 요구에 따라 필요한 것을 먹으면 된다. 이는 미각을 통해 뇌가 내보내는 신호이기 때문이다.

미각을 단련시키기 위해서는 음식물을 꼭꼭 잘 씹어야 한다. 음식물을 잘게 자르고 타액으로 잘 섞어줘야 미각 정보가 제대로 뇌에 전달된다. "예전에 먹었던 것보다 맛이 있을까?", "달까? 신맛일까?", "다른 어떤 맛과 비슷할까?" 등을 생각하며 맛에 의식을 집중해서 먹으면 더욱 효과적이다.

전통식으로 오감을 총동원시켜라

식사는 보고 듣고 냄새를 맡으며 만지고 맛을 보는 5가지 감각을 최대한 활용할 수 있는 절호의 기회이다.

먼저 요리가 나오면 그 색깔과 모양 등을 감상하도록 하자. 깔끔하게 담아낸 음식을 비롯해 화려하게 모양을 낸 것까지 다양할 것이다. 모두 식재료의 장점을 극대화시킨 것들이다. 그릇도 다양한 소재와 문양이 있어 아름다움을 더한다. 먹기 전에 일단 그 향을 맡고 즐겨보자. 식재료의 향은 물론 조미료의 향을 맞춰보는 것도 즐거움을 더하는 방법이다. 그리고 음식을 입에 넣으면 혀를 사용해 그 촉감을 확인하자. 보들보들, 끈적끈적, 꺼끌꺼끌, 걸쭉한 느낌 등 미묘한 촉감의 차이를 느껴보는 것이다. 당신은 그 차이를 어느 정도 느낄 수 있는가?

이제 음식을 씹을 차례다. 씹히는 감촉을 느껴가며 귀로 그 소리를 들어보자. 설컹설컹, 뽀득뽀득 기분 좋은 소리가 들리고 씹는 것 자체가 즐거워질 것이다.

마지막으로 미각을 사용해 맛을 즐긴다. 천천히 씹으면서 신선하고 깊은 맛이 나는 제철 음식의 맛을 충분히 감상하자. 이렇게 오감을 쫑긋 세워 음식을 먹으면 음식 섭취 이상의 감동을 맛볼 수 있을 것이다. 지금 당장 시도해보고 오감의 능력을 갈고 닦아보자. 삼각김밥으로도 시작할 수 있다.

다음과 같이 미각을 통해 느껴보자.

- 오늘 식사에서 가장 맛있었던 재료는 무엇인가?
- 케이크, 쿠키 등 가장 좋아하는 디저트는 무엇인가?

아주 작은 소리에도 귀를 기울여라

귀를 기울여보면 주변에서 다양한 소리가 들릴 것이다. 사람들이 이야기하는 소리, 이웃집에서 문을 여닫는 소리, 자동차 소리, 바람 소리……. 하지만 의식하지 않는 한 우리는 그런 소리를 쉽게 듣지 못한다. 청각에 '필터 기능'이 있기 때문이다.

청각에는 뇌와의 연계 작용에 의해 수많은 소리 중에서 자신에게 필요한 소리만 선택해 불필요한 소리가 들어오지 않도록 제어하는 기능이 있다. 특히 소음이 많은 도시에서 생활하는 사람들일수록 이 필터 기능이 발달되어 있다. 하지만 항상 이 기능을 사용하다 보면 아주 작은 소리는 들리지 않게 될 수도 있다.

봄에 살랑살랑 부는 바람 소리, 여름에 딸랑딸랑 하는 작은 방울 소리, 가을에 사박사박 낙엽 밟는 소리 등 계절이나 날씨별로 매일 달라지는 소리를 듣지 못한다면 정말 안타까운 일이다.

소음으로 가득한 사회에 살고 있다 해도 때로는 이런 기분 좋은 소리에 귀를 기울이려고 노력해야 한다. 매일 잠깐씩 주변에서 들리는 작은 소리에 귀를 기울이면 당신의 청각도 점점 회복될 수 있다.

좋아하는 음악으로 청각을 자극하라

음악에는 사람의 마음을 움직이는 힘이 있다. 이유 없이 초조함을 느끼고 스트레스를 받을 때 기분전환을 하고 싶다면 좋아하는 음악으로 청각에 기분 좋은 자극을 주면 뇌피로가 축적되지 않는다. 그냥 배경음악 정도로 틀어두는 것이 아니라 가사와 멜로디를 의식하며 들어보자.

내가 환자들에게 자주 권하는 것 중 하나도 바로 음악감상이다. 특히 그중에서도 계절 풍경이 자세히 묘사되어 있는 동요가 상상력을 자극한다. 게다가 정겨운 멜로디가 추억을 되살리게 해 마음을 흔들고 어렸을 때의 감각도 되찾아준다.

이밖에 느긋하게 흐르는 하와이 음악도 좋다. 눈을 감고 있으면 코발트블루 빛 바다와 눈부신 새하얀 모래사장 풍경이 펼쳐지고 두 뺨을 간질이는 따사로운 바람을 느낄 수 있다. 물론 트로트나 록, 클래식 등 좋아하는 음악이 있다면 무엇을 들어도 상관없다. 이때 긴장을 풀 수 있는 음악이 아니라 좋아하는 음악을 선택하는 것이 중요하다. 단, 음악을 들을 때 가능한 헤드폰을 사용하지 않는 것이 좋다. 외부의 소리를 차단해 오감의 균형을 깨트리기 때문이다.

다음과 같이 청각을 통해 느껴보자.

- 오늘 본 새의 소리를 말로 표현해보자.

- 밤에 귀를 기울이면 어떤 소리가 들리는가?

예리한 눈으로 사물을 바라보라

우리는 정보량의 80퍼센트를 시각을 통해 얻고 있다. 바쁜 현대인이 편리한 시각에 의존하게 되는 것은 어느 정도 불가피한 것이다. 따라서 일상생활에서 시각을 사용하는 방법을 약간만 바꿔보자.

현대인은 대부분 시각을 통한 정보를 문자 정보로 받아들인다. 예를 들어 시장에 가서 양배추를 산다고 하자. 대부분 '산지직송', '무농약'이라는 문구가 쓰여 있는 것을 보고 구입을 한다. 겉에 붙어 있는 이파리 색이 진한지, 윤기가 나는지, 혹은 묵직한지 확인하고 구입하는 사람은 거의 없다. 문자 정보로만 판단하는 것에 익숙해져 있기 때문이다. 그러나 문자 정보는 이성의 뇌로 처리되기 때문에 아름다운 것을 보아도 아름답다고 감동하는 마음은 옅어질 수밖에 없다.

눈으로 잘 보고 확인해 본능의 뇌로 아름다운 것에 감동할 줄 아는 마음을 회복해야 한다. 그렇게 하기 위해서는 평소 무언가를 바라볼 때 예리한 눈길로 천천히 바라보는 것이 필요하다. 출근길에 하늘을 올려다보고 계절마다 변화하는 색과 모양, 구름 등을 감상해보자. 그리고 점심시간에 레스토랑에 가도 문의 소재, 테이블 색상, 유리의 모양 등을 보고 하나하나 확인해보는 습관을 가져보자.

"오늘은 오렌지에 관련된 것들을 찾아봐야지." 하고 하나의 테마를 정하고 걸어보는 것도 좋다. 이렇게 시각을 사용하면 눈으로 보는 일이 점점 즐거워질 것이다.

풍경 사진이나 색채를 이용해 눈을 행복하게 하라

사진이나 그림처럼 평면적인 것이라도 시각적으로 기분 좋은 자극을 줄 수 있다. 따라서 마음에 드는 사진이나 그림이 있다면 책상 앞에 붙여두고 바라보는 것도 좋은 방법이다.

사람은 본래 자연 속에서 살아가는 동물이므로 자연풍경을 담은 사진이 가장 좋다. 산이나 폭포를 찍은 사진 등 자신이 아름답다고 생각하는 것을 선택하는 것이다. 아로마 향이 은은하게 퍼지는 방에서 허브티를 마시면서 사진을 바라보자. 여기에 다른 오감도 함께 사용하면서 감상하면 더 효과적이다.

최근에 나는 일본의 전통적인 색감이 주는 긴장완화 효과에 관심이 많다. 동자승의 가사(袈裟)를 보면 황금색, 연두색 등 산뜻한 색상을 많이 사용한다. 이렇게 동양의 자연이 만들어내는 섬세한 색감은 바라보는 것만으로도 안정감을 준다.

다음과 같이 시각을 통해 느껴보자.
- 오늘 하늘은 무슨 색깔이었는가?
- 오늘 길에서 본 꽃은 어떤 색에 어떤 모양이었는가?

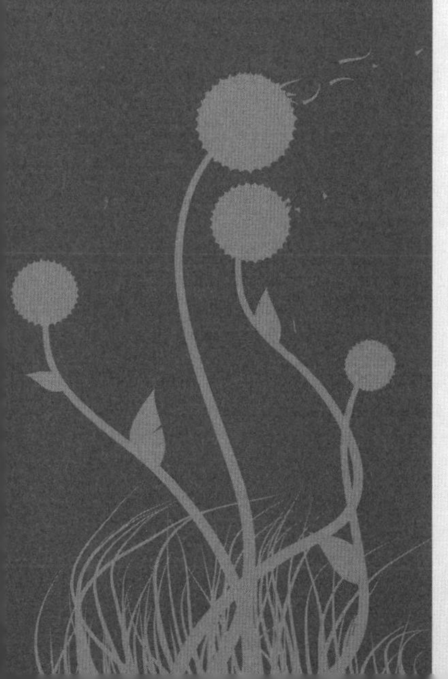

제5장

진정한 건강이란 무엇인가

질병과 건강은
대비되는 것이 아니다

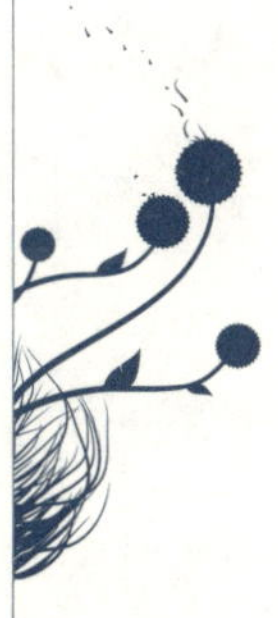

　약 20년 전부터 건강에 대한 관심이 높아지면서 현재 수많은 정보들이 넘쳐나고 있다. 하지만 막상 건강의 정의를 내려보라고 하면 대답을 하지 못하고 당황해 하는 사람이 많다. 나 역시 서양의학을 공부한 의사지만 건강 클리닉을 시작할 때는 질병과 건강을 대비시키는 단순한 건강관을 갖고 있었다.

　그러나 인도나 중국을 중심으로 한 동양의학에서는 건강과 질병을 대비시키는 것이 아니라 둘을 연속적인 것으로 생각한다. 중국에는 '미병(未病 : 건강에서 질병으로 가는 중간 상태, 아직 병에 걸리지 않은 상태를 말한다 – 옮긴이)'이라는 개념이 있으며 일본에서도 예로부터

'양생(養生 : 병에 걸리지 않도록 건강 관리를 해 장수를 꾀하는 것 - 옮긴이)'이라는 것을 실행해왔다. 또 서양의학에서는 신체와 정신을 구분해서 생각하지만 동양의학에서는 하나로 보고 있다.

서양의학은 어디까지나 질병의 원인을 규명하고 그 메커니즘을 밝혀 치료방법을 연구하는 학문이라고 할 수 있다. 그래서 질병과 건강을 대비시키는 비연속적이고 이원적인 건강관을 갖고 있다. 그리고 20세기의 다른 과학 분야와 마찬가지로 분석적이고 객관적이며 논리적이다. 이에 따르면 질병 없는 상태가 곧 건강한 상태가 되는 것이다.

그렇다면 질병에 걸리지 않은 건강한 사람이 이 세상에 존재할 수 있을까? 사람은 많든 적든 질병에 걸린다. 따라서 이 관점에서 보면 세상에 건강이라는 것은 존재할 수가 없다. 즉 질병과 건강을 대비시키는 건강 개념에는 분명 한계가 있는 것이다. 그래서 나는 질병도 건강의 일부라고 생각하는 새로운 개념의 건강에 대해 연구하게 되었다.

활기차게 사는 것이
진정한 건강이다

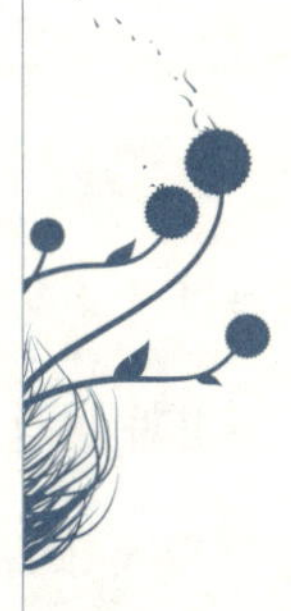

　사람은 태어나고 성장하며 늙고 죽어가는 과정 속에서 질병에 걸리기도 하고 다치기도 한다. 그 질병을 고치거나 상처를 치료하는 것이 의학이며 의료는 건강을 유지시키는 하나의 수단일 뿐이다. 그러므로 인간으로서 세상을 살아가는 것 자체가 바로 건강이라고 할 수 있다. 다시 말해 살아 있는 모든 사람들에게 건강이 존재한다는 것이다.

　건강한지 그렇지 못한지는 질병이 있는지 없는지와는 다른 문제다. 단지 질병에 걸리기 쉬운지 아닌지, 질병에 걸려도 경과가 가벼운지 회복이 빠른지가 건강의 척도가 되는 것이다. 그래서 건강은 그 사람이 얼마나 활기차게 살아가는지 여부와 관련이 있다.

예를 들어 질병에 걸려도 활기가 있는 사람은 건강의 수준이 높다고 할 수 있다. 반대로 질병이 없어도 항상 울적한 사람은 결코 건강하다고 할 수 없다. 암에 걸려 일시적으로 좌절감에 빠졌다고 해도 그 후 일상생활에 충실하고 활기차게 보내는 사람은 건강 수준이 높다. 그러나 질병 없이 일상의 스케줄을 바쁘게 소화하더라도 활력이 없는 사람의 건강 수준은 낮다.

내가 건강 문제에 깊은 관심을 갖고 평생의 일로 삼게 된 것은 건강 클리닉을 시작하고 사람의 건강이 얼마나 어려운 문제인지를 깨닫게 되었기 때문이다. 대부분의 사람들, 특히 의료관계자에게 건강이 무엇인지 질문하면 답변을 잘 못하는 것이 현실이다. 질병과 건강을 상반되는 개념으로 이해하는 단순한 논리로는 건강을 과학적으로 완전히 파악할 수 없다는 것을 알아야 한다.

사람을 한 그루의 나무라고 생각해보자. 나무에는 뿌리가 있고 뿌리는 그 나무 특유의 것이다. 따라서 사람의 유전적 요소나 체질, 성격, 감성 등을 뿌리라고 할 수 있다. 뿌리의 굵기가 나무에 따라 다르듯 사람도 각양각색이다. 뿌리는 토양에서 영양분을 흡수하는데 토양이 같아도 뿌리가 나무에 따라 다르기 때문에 다양한 종류의 나무가 자라게 되는 것이다.

그렇다면 그 토양은 무엇인가? 바로 5천 년 동안 배양되어 온 역사, 문화, 종교, 풍습, 관습이다. 그래서 건강과학에는 사회학, 역사

인간의 건강과학

우주과학
운동생리학
의학
지구과학
나무
(사람)
영양학
사회
체질
유전적 요소
감성
체력
토양
역사 · 문화 · 습관 · 교육 · 종교 ·
민족 · 풍토 · 기후

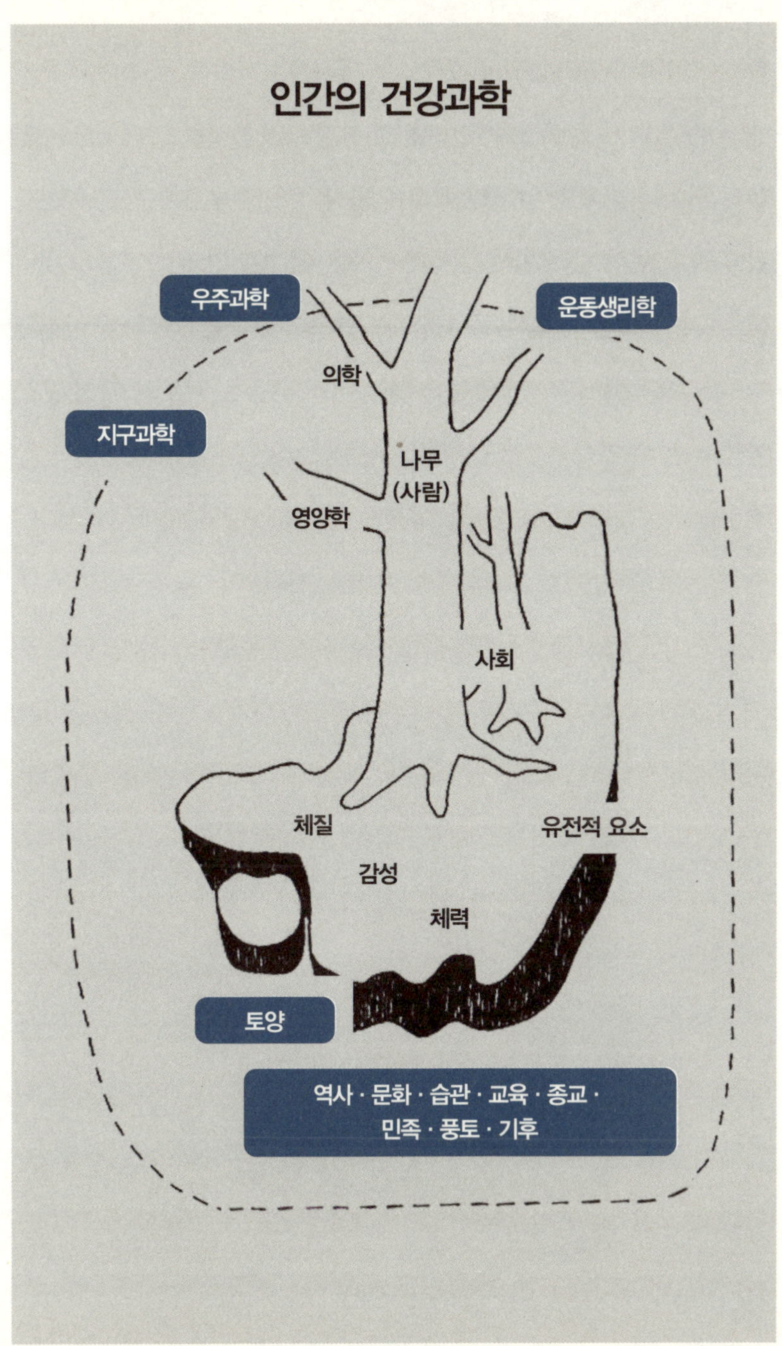

학, 문화인류학, 민족학, 경제학, 자연환경학, 지질학 등 우리를 둘러싼 모든 과학이 필요하다. 건강을 과학적으로 분석하기 위해서는 지리적 위치나 기후도 연구해야 하며 지구과학, 우주과학 등의 학문도 필요하다. 다시 말해 인간을 둘러싼 모든 것이 건강에 관계하는 것이다. 그래서 모든 학문이 종합적으로 연구되어야 건강과학이 성립된다. 건강과학에서 의학, 영양학, 운동생리학 등은 나무의 가지 부분이라고 할 수 있다.

모두가 건강한 세상을 꿈꾸며

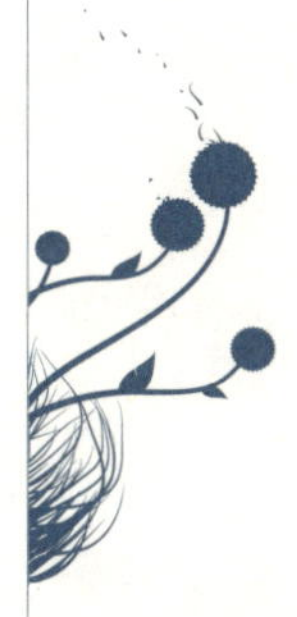

나는 순수하게 스스로의 경험을 바탕으로 한 건강관을 갖고 건강 클리닉을 개설했다. 그러나 개설 당시 "왜 병원에서 건강 만들기에 관심을 갖는가?", "병원은 질병을 치료하는 곳이다.", "재활치료가 있는데 왜 건강 클리닉이 필요한가?", "당뇨병 교실이 있다." 등 많은 사람들이 의문을 제기했다. 그때 건강 클리닉의 취지에 공감하고 물심양면으로 지원해준 사람이 바로 당시의 원장 선생님이다.

그는 건강 클리닉을 개설한다는 얘기를 하러 갔을 때 "이것이 자네 평생의 사업이 될 걸세." 하고 지지를 해주며 저서 한 권을 선물했다. 그 책은 지금도 서재에 잘 보관되어 있다. 나는 그 책에서 매우 인상적인 구절을 하나 발견했다. "어떻게 건강하게 사는가는 어떻게 건강하게 죽는가이다."라는 말이었다. 그 후 나는 '건강이란 무엇인가?'라는 과제로 심각하게 고민을 하기 시작했다.

건강 클리닉은 새로운 도전이었기 때문에 하루하루가 힘든 날의 연속이었다. 그렇게 2년 정도 고생한 후에야 나만의 건강개념을 확립하고 처음으로 뇌피로를 중심으로 한 건강 만들기를 완성할 수 있었다.

한 존경받는 의사가 다음과 같은 말을 한 적이 있다.

"뛰어난 의사란 의학지식이나 기술을 환자들에게 반영시킬 수 있는 의사이다. 하지만 그것은 달에 지나지 않는다. 정말 훌륭한 의사라면 스스로 빛을 발하는 태양이어야 한다."

『청빈사상』의 저자 나카노 코지의 저서 중에 료칸(良寬, 에도 후기의 승려) 이야기를 다룬 것이 있다. 료칸은 산의 암자에서 내려와 어느 한 집에 며칠 동안 자주 머물렀다고 한다. 그는 항상 아무 것도 하지 않고 술만 마시곤 했는데 신기하게도 그가 있을 때는 집 주인이나 일하는 사람들의 표정이 모두 밝아지고 일도 열심히 했다고 한다. 료칸 같은 사람이 바로 내가 궁극적으로 꿈꾸는 의사상이다. 의사는 태양이어서는 안 된다. 환자가 태양이 되어야만 한다.

그렇다면 의사는 어떤 존재인가? 바람처럼 눈에는 보이지 않지만 그 바람을 맞으면 자신도 모르는 사이에 활력이 생기는, 그런 존재여야 한다. 물론 나 역시 그런 경지에 도달하려면 아직 멀었다. 지금은 단지 즐거운 마음으로 환자들을 진찰하고 그들의 얼굴이 환해지는 것을 보는 것이 하루하루의 낙일뿐이다. 내 꿈은 현재 살아 있는 사람들의 건강은 물론 3세대 후의 사람들까지 건강하게 만드는 것이다. 그리고 건강 클리닉을 운영하면서 미약하나마 그 꿈을 향한 첫발을 내딛었다고 생각한다.

요코쿠라 츠네오

SOS! 배불뚝이

초판 인쇄 | 2009년 8월 20일
초판 발행 | 2009년 8월 25일

지은이 | 요코쿠라 츠네오
옮긴이 | 나희
펴낸이 | 심만수
펴낸곳 | (주)살림출판사
출판등록 | 1989년 11월 1일 제9-210호

주소 | 413-756 경기도 파주시 교하읍 문발리 파주출판도시 522-2
전화 | 031)955-1350　기획·편집 | 031)955-4662
팩스 | 031)955-1355
이메일 | book@sallimbooks.com
홈페이지 | http://www.sallimbooks.com

ISBN 978-89-522-1216-0　13510

* 잘못된 책은 구입하신 서점에서 바꾸어 드립니다.
* 저자와의 협의에 의해 인지를 생략합니다.

책임편집 · 교정 : 한선화

값 10,000원

살림Life는 (주)살림출판사의 실용서 전문 브랜드입니다.